統合医療はガン難民を救う

医師がガンになった時に選ぶガン治療

野中一興 著

推薦文

この度、うしおえ太陽クリニック院長の野中一興先生が『統合医療はガン難民を救う』を上梓されました。本書は野中先生のこれまでに築きあげたガンの統合医療の全てが書かれています。

3年半前に野中先生に高知で初めてお会いしました。先生は日本の医療を熱く語り、その姿は土佐藩士の坂本竜馬と重なります。先生は私の持つ統合医療の知識を全て吸収し、さらに米国、カナダの学会に何度も一緒に出席し、多くの有名な医師と交流を結ぶようになりました。国内の多くの研究会でも学び続け、何よりもそれを患者さんの治療に実践します。

本書を読まれて感じるのは、野中先生は患者さんのガンを治療するのではなく、ガンを持った患者さんの心・体・免疫・栄養・スピリチュアルの全てを診ていることです。そして、その全ては100％患者さんの立場に立ち、自分の家族が同じ立場であったらどうするという全人的な哲学が基盤になっています。

多くの抗ガン剤がガンを治癒させるどころか、生存期間を延ばすこともできないのはガン専門医も知っています。テレビや週刊誌では有名人の「ガンとの壮絶なる闘い」を報じていますが、実は「抗ガン剤との壮絶な闘い」なのです。野中先生のように、この矛盾に気づいた医師たちは、これまでの考え方を改め、「からだに優しいガン治療」を求めて行動し始めました。

私が主催する点滴療法研究会が222人の医師に調査したところ、もし自分がガンになったときに、三大治療（手術、放射線、抗ガン剤）とは別に92％が他の統合医療を受けると回答しています。この統合医療の上位

3位が高濃度ビタミンC点滴療法、栄養療法、免疫療法です。そして、38％の医師は自分がガンになっても抗ガン剤治療を受けないと答えました。「医師が自分がガンになった時に選ぶガン治療」の調査結果は、ほとんどの患者さんがガン専門医から勧められるままに抗ガン剤治療を受け、統合医療という選択肢も示されないまま治療を受けているという、実態とはかけ離れていました。

私たち医師は、自分がガンになったときに受ける治療と同じ治療を患者さんに勧めるべきです。野中式統合医療は「医師が自分がガンになった時に選ぶガン治療」です。本書を読めば、現代医療の問題点を問題点として指摘し、志（こころざし）をもって患者さんを治療する野中先生の姿が見えてきます。ぜひ私どもと共に、坂本竜馬のような大志を持った野中一興先生をぜひ応援し、野中式統合医療を広めていただければ幸いです。

２０１１年2月2日

国際統合医療教育センター所長　柳澤厚生

（元 杏林大学保健学部救急救命学科教授）

はじめに

私が統合医療にかかわり始めてもう12年になる。最初はビタミン外来という小さな試みであったが、今はガンの治療を中心に、いわゆる難病といわれる疾患の治療を行っている。

当初、ビタミン外来は、不足していると思われるビタミンを、アンケートや検査結果から探り出し、ビタミン剤やミネラル剤を投与する方法で始めた。しかし、効果らしきものは、いわゆる健康人がなんとなく調子がよくなった程度であり、疾患の治療ができたとか、ましてや重症の病気が治ったとかの治療の成果は出なかった。

しかし、その試みがなければ今の私の治療は存在しなかったということもまた事実である。思えば拙いビタミン外来であったと考えているが、それでも統合医療の一歩は確実に踏み出していた。

そこから現在のきちんとした統合医療に至るには恩師との出会いを抜きにしては語れない。恩師とは国際統合医療教育センター所長であり点滴療法研究会会長の柳澤厚生先生である。先生と出会ったことが私にとって大きなターニングポイントとなった。

柳澤先生と出会ったのは２００７年の８月。その頃、私は栄養療法をベースに作り上げたダイエット外来を広げるべく講習会や診療に忙しく動いていた。

病気を治すという本来の目標があったが、実際に診療してみると問題がいくつか派生していた。その元は次の二つの問題だった。

「一つ目は患者さんが集まらないこと」

「二つ目は自費診療になるため保険が利かず、混合診療になること」

一つ目の問題はビタミン剤で何か疾患の治療ができるというイメージが患者さんにないことである。しかし、高血圧に関してはビタミンEの投与やコエンザイムQ10が効果的である。さまざまな論文があってビタミン剤の投与方法もさまざまなものがある。

例えば、Boshtam M, et al., Vitamin E can reduce blood pressure in mild hypertensives. Int J Vitam Nutr Res. 2002 Oct;72(5):309-14. に発表された論文によると、「ビタミンEを一日２００ＩＵ摂取し、27週観察すると、収縮期の血圧は24％低下し、拡張期血圧は12％低下した」との発表がある。もちろんこの期間、他に薬などはまったく服用していない。

現在、高血圧の基準は１４０／90であり、この意味は収縮期血圧が１４０を、拡張期血圧が90を超えないことが正常範囲の条件ということだ。このレポートの詳細が手元にないので正確な数値は言えないが仮に１９０／１１０の高血圧患者なら、かなり基準に近づいていたことになる。

右記論文にあるように、ビタミン剤を摂取すると血圧は明らかに低下することは分かっているのだが、この事実はなぜか隠されている。医師に訊いても、ほとんど誰もこれを知らないというのが現実である。

医師でも知らないことを、患者さんが知る由もなく、ビタミン剤で何か疾患の治療ができるというイメージが患者さんにないのは当然である。

もう一つの問題は、保険診療とのかかわりで、「混合診療」になることが法律に抵触するという問題である。

過去も、現在も（２０１１年１月末日）、混合診療は法的に禁じられており、これを破ると処罰の対象となっている。

混合診療とは、ある疾患に対して保険診療と自費診療を同時に行ってはいけないというものである。例えば、アトピー性皮膚炎に対して保険で抗アレルギー剤を処方しながら、ホルミシス療法（34頁参照）を行ってはいけないということである。

保険診療をするのであれば、すべて最後まで保険診療をしなければならない。これは厚生労働省も日本医師会も同じように支持している。おそらく自費診療は効果がなく、かつ金儲け的なものだから、国民にはさせない方がよいと判断しているのだろう。

しかし、実際に難病といわれるガン治療やアトピー性皮膚炎の治療について学んでみると、自費診療であっても決してインチキではなく、むしろ最先端の医療であり、効果にも一定のエビデンス（証拠）があるものが多い気がする。

保険診療で治らない患者さんがいて、自費診療で治るという事例がある限り、こういった治療を求める患者さんはなくならない。むしろこういった治療法に効果があれば、患者さんはそれを求めて当然だと思うのである。

そして、柳澤先生に出会うことで、この二つの問題の解決の糸口が見えてきた。私のように悩みながらも旧来の医療に満足できず、真剣に患者さんに向かっているドクターが大勢いることも知ったし、そのような人たちが、一つ一つ問題を解決し、正しい情報を交換しながら、統合医療に真摯に取り組んでいることが分かったからである。

本書では、統合医療の現状を患者さんに正しく知っていただくと同時に、ガンを統合医療、特に「超高濃度ビタミンC点滴療法」で治療している現状、ガンを克服している実例を紹介する。

仮にガンになったとしても、ガンという病気がそれ程恐い病気ではないことをご理解していただく、それと同時に、ガンとの正しい闘い方をご紹介する。ガンという好敵手と闘いながら共存し、より人生を深く味わうことができた。そんな風に人生を振り返ることができたら素晴らしいと思うのである。

ガンに対する治療法は、いくつもあるが、一つに固執するのではなく、あなたのガンに対して、私はより有効な闘い方（戦術）をアドバイスし、闘うための武器を用意するのである。今、ガンと闘っている患者さん、ご家族の皆さんが少しでも心の開放、痛みからの脱出が早まることを願い、この本を上梓する次第である。

目次

序章

統合医療の必要性を問う

薬漬けの自覚がない日本人

「はじめに」にも書いたが、血圧に関していえば、我々統合医療の医師たちは、ビタミン剤の摂取に加えて日常生活に適度な運動を加えることを勧め、健康的な食習慣をつけることを重要視して、血圧の正常値を取り戻してもらおうとする。

ところが、これらの食事とか運動が面倒くさくて嫌だという患者さんが多いのには困ってしまう。特に、すでに肥満していてやせられない患者さんの多くは食事制限や運動について指導されることを拒否する人もいるのである。

我々としては副作用もなく、生活習慣を正すだけで血圧が下がって、ダイエットにもなってやせられるのだから、これほどよい治療はないと思うのであるが、自分で努力するのが嫌だという。このような考えの患者さんにはこの治療法はむいていていない。

しかし、現在の薬漬けの医療には問題があふれており、かつ食習慣の悪化がガンや糖尿病、高血圧、心筋梗塞、脳梗塞などの病気の原因となることは明らかである。これを正すことが、まず最重要であることを日本人は理解すべきだと思う。ここを理解することなく、ただ単に薬を飲んだら病気が治るというのは「誤解」であり、間違いなのだと認識することが必要である。

「真の健康」を知らない日本人

例えば、アメリカ人の人口10万人当たりのガンでの死亡者数は、日本でのガンでの死亡者数よりも少ないことを、どれだけの日本人が知っているだろう。アメリカ人は我々よりもジャンクフード*をたくさん食べていて、信じられないくらい太っている人もたくさんいて、さぞかし不健康だと思っていないだろうか。逆に、日本人は、なんだかんだといっても健康的な日本食を食べていて、アメリカ人と比較すれば、ガン患者は少ないと思っていないだろうか。

だが、現実はまったく違うのである。あれだけ肥満でジャンクフードを食べている、と我々が考えているアメリカ人のほうが、ガンで死亡する人が少ないのである。

そんなことも実際に日本ではまだ知られていないことだと思う。さらに、薬の力を過信し、気軽に薬を飲んで血圧を下げる、薬を飲んだら糖尿病の血糖値を下げることが、実は本質的に健康になる道を閉ざしているのだということを普通に生活している日本人は知らない。

ジャンクフード（junk food）
高カロリーで、ビタミン・ミネラル・食物繊維があまり含まれない食品。「ジャンク」とは、「くず」の意。ファーストフード店のハンバーガーやインスタント食品、スナック菓子、糖分が大量に添加された清涼飲料水等をこう呼ぶ。安い金額で口当たりがよく、満腹感が得られる。生活習慣病の原因になるとされる報告もあり、成人病の一傾向であった肥満や糖尿病などの若年化が生じているのは、こうした食品の影響ともいわれている。心血管疾患、ガンと関連付けられた報告も出ている。

「本当の健康とは何か?」薬の力を借りずに健康的な生活を送ることこそが、本当の健康なのだということを、もっと考えて欲しいのである。

だから、最初に感じた「患者さんが集まらない」ということに関しては、まずは患者さんの健康に関する考え方がまだ確立していないことを挙げなければならないだろうと思う。

それでも多くの患者さんがサプリメント外来には集まってくれた。多くはどんな病院へ行っても相手にされないような、不定愁訴※を抱えた人たちだった。そのような患者さんを治療することは医師にとっても真剣勝負で、何とか結果を出さなければならない。それには、どうして患者さんはそれほど体調が悪いのか。または、不定愁訴といわれるものがあるのかを考え、その解決法へと導かなければならない。当初私はその検査方法が分からなかった。

当然といえば当然かもしれない。その当時は今のように検査で欠乏している栄養素が分かるはずもなく、また体内に蓄積した有害金属を検査する方法もまだなかったのだ。

だから、私は簡単なアンケートを取り、それに従ってサプリメントの処方をしていた。今から考えると未熟な検査ではあったが、それなりに検査もでき治療もできて患者さんにも満足していただけたと思っている。

不定愁訴（ふていしゅうそ）
疲労感が取れず、何となく体調が悪いという自覚症状を訴えるが、検査をしても原因となる病気が見つからない状態を指す。「頭が重い」「イライラする」「不眠」などの症状を訴えることもあるが、主観的であり、客観的所見に乏しい。自律神経失調症と診断されることが多いが、症状が安定しないため治療も難しい。偏った食生活による栄養失調やビタミン欠乏が原因ということも考えられる。

統合医療とは何か？

さて、本書の中心となるのが統合医療であるが、「統合医療とは何か？」と問われて明解に答えられる人がどれだけいるだろう。統合医療に対して多くの患者さんたちはどのように考えているのだろうか。何か古い治療法、鍼灸とか漢方だけが統合医療だと思ってはないだろうか。

統合医療の定義をここではっきりと提示したいと思う。

統合医療　＝　西洋医療＋伝統医療＋先端医療＋代替補完医療

西洋医療とは我々が大学で学んだいわゆる西洋医学であり、保険診療にもその多くが取り入れられている医療である。伝統医療は日本でいえば漢方医学であり、漢方薬や鍼灸治療のことである。また先端医療はこれから本書で述べるかなりのエビデンス*（信頼に足るデータ）を持っているが、いまだに保険医療としては認められていない治療法である。代替補完医療とは、伝統医療にも少し重複するも

エビデンス（evidence）
証拠・根拠という意味の英語。医学用語として使われる場合「臨床結果」と訳す。ある治療法がある病気・怪我・症状に効果があることを示す証拠、検証結果。医療行為において、治療法を選択する際の根拠となる。治療効果・副作用・予後の臨床結果に基づき医療を行うためにエビデンスは重要。専門誌や学会で公表された過去のエビデンスや論文などを広く検索し、時には新たに臨床研究を行うことで客観的治療を目指す。

のだが、西洋医療の替わりになるもの、または西洋医療を補う治療法という意味である。これには東洋医学もあるだろうし、最近批判されてはいるがホメオパシー*などの西洋の伝統医療も含まれている。

そういった意味では統合医療とはあらゆる医学を持ち寄って治療というひとつの目標に向かって進んでゆく治療全体を指している。肉体の病気を治す際に精神的な姿勢がそれを左右することを利用して座禅を組んだり、太極拳をすることも含めて考えると広範囲なものが統合医療には含まれると言ってよいだろう。

私自身はその中で自分の得意とする治療法を組み合わせて行っている。それは先端医療、つまり、かなりのエビデンスを持ちながら保険医療には組み入れられていない治療法、西洋医療的な検査を行い別の視点からそれを分析し、今までと違った使用法で薬や栄養剤を使うことを主とする治療法である。もちろん、ときには、漢方薬や鍼灸治療を行うこともある。鍼灸治療はこれからもっと見直される治療法になるだろうという意見を私は持っている。

ホメオパシー（Homeopathy）
200年以上前に、ドイツの医師・サミュエル・クリスティアン・フリードリヒ・ハーネマン（Samuel Christian Friedrich Hahnemann 1755年～1843年）によって創始された。「生物に対して通常有害な作用を示すものが、微量であれば逆に良い作用を示す生理的刺激作用があるという考えが基本にある。この物質を極度に稀釈した成分（レメディー）を投与することによって自然治癒力を引き出し、病気の治癒をする」という思想が根底にある。
ホメオパシーは今日でも欧州を中心として各国に浸透しているが、最近は科学的な根拠を疑問視する人もいる。

薬物による療法の限界

西洋医療の特徴は薬を多用した医療であり、急性疾患および慢性疾患に対して対症療法を行うことが多いのが特徴である。感染症に対しては根治を目指している。感染症の治療は抗生物質ができたおかげで目覚しい発展を遂げたが、風邪やウイルスに関しては根治できていない。細菌感染だけが抗生物質で解決できたのであり、そのほかのウイルス感染には、いまだに難渋している。また最近では抗生物質が効かない細菌が出てきており、あまりに抗生物質を使いすぎたせいで耐性菌が出てきているのが問題となっている。

有名なC型肝炎ウイルスに対してはインターフェロンが有効であるというデータもあるが、それも約30％と有効率は低いのが現状である。また、エイズウイルスＨＩＶに関してはどうか？　これに関してはウイルスを駆除する働きはまだ期待できない。

薬物療法といっても実際に病気の原因である細菌やウイルスを完全に駆除することはできないのが現状である。

一方、慢性疾患に関しては、現代医療は完治することは諦めているかの様である。例えば、糖尿病に関して、特に現代人に多く発祥するⅡ型糖尿病は食事の乱れと運動不測が原因で起きる病気である。この病気を根治するには厳格な食事制限と運動習慣が必要である。

食事の種類によっては、例えばクロムというサプリメントの摂取が血糖値を下げることも知られているし、微量放射線療法が有効であったというデータもある。これらのデータを利用しながら食事の変更と適度な運動で十分血糖値のコントロールは可能だと思われる。しかしながら、実際には血糖値のコントロールに食事の変更やサプリメントは使われていない。

実際に使われているのは薬物療法である。病院でも食事指導は行っているが、実質それほど重要視はしていない。医師の指導の下に運動の指導をすればいいと思うのだがそれもなされていない。

厚生労働省の決めている食事指導や運動指導に対する医療への対価があまりに低いのもその原因だと思われる。逆に薬の使用に関しては世界中で推奨されているし、日本でも保険が利いて使いやすい状況になっている。

ある意味、薬を飲み出したら一生涯にわたって飲み続けるのであるから、なるべく飲まないほうが医療経済的にもよいのである。むしろ正しい食事の習慣をつけて運動習慣をつけるほうが望ましいことはいうまでもない。

しかし、日本の医療はどうも薬をたくさん使う方向へ向かっている気がする。

糖尿病を根治するのではなく、薬を使ってコントロールすることが医療だという考えが第一にあるという気がするのだ。

本来は薬なしで健康を取り戻すのが医師のあるべき姿だと私は思っている。医師は失った健康を患者さんに取り戻すのが仕事であって、ある意味患者さんを生涯にわたって薬漬けの生活に押し込めることは、医師の本来の仕事ではないだろうと思っている。

私がこのような考え方になり、統合医療に興味を持つきっかけになったのはアメリカのクーパーエアロビクスセンターを見学した経験が大きい。

そこでは心臓病を治療するのに、エアロビクス運動とウエイトトレーニング、そしてサプリメントの摂取を行っていた。確か二週間の滞在で費用は数千ドルかかったと思うが、たった数千ドルでそれ以降の人生において医療費がかからないほうがよいに決まっているだろう。日本人の場合は保険のシステムが完備しているために生涯の医療費のコスト意識に乏しいと思う。

しかし、自分の医療費の負担が一割だとか三割だとかいってみても、結局は残りの七割から九割の費用は自分たちが納めている保険料であり、会社や税金で穴埋めされた費用がかかっているのである。それは生涯にわたって自分たちで支払わなければならないし、税金という形になって支払いを求められるのである。

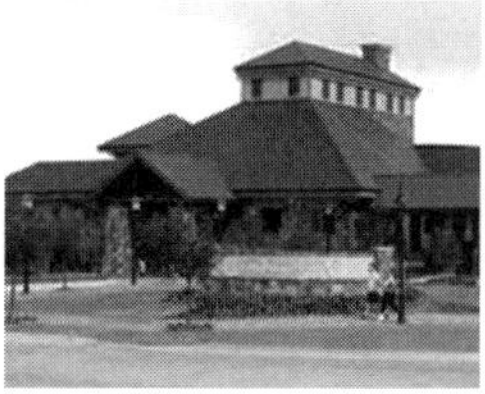

Cooper Aerobics Center

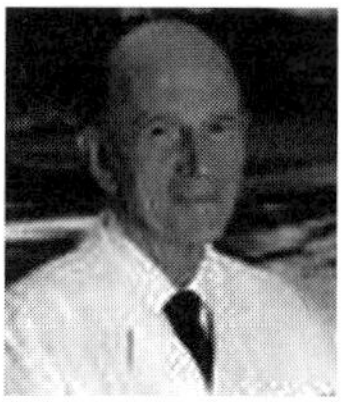

Kenneth H. Cooper, M.D., M.P.H.

クーパーエアロビクスセンターの創始者であり、代表者のクーパー博士

それならもっと患者さん自身が自分の健康に意識を持ち、適度な運動と食事の習慣を見直すことで、医療費がかからない方向へと向かって行くことが大切だと思う。それには食事が病気に与える影響を研究した統合医療の考え方を、医師も学んで患者さんに示していくことが重要である。

ガンは慢性疾患に近い

ガンという病気が細菌感染やウイルス感染と違って、慢性疾患*に近いものであることは、治療している医師には分かっていることである。しかし、治療法として採用されているのは手術、抗ガン剤、放射線療法であり、これらはどちらかというと、急性期を乗り切るためのものであり、体に多大な負担をさせて、ガン細胞とともに正常細胞も痛めつける治療法だ。

そして、この治療法では50年にわたって治療効果は向上せず、そして患者さんは苦しい思いをしているのである。

ガンが慢性疾患であると考える我々統合医療の医師にとっては、体の免疫力を最大限に活かして、うまくガンをコントロールすることが大切なのである。

慢性疾患
糖尿病・高血圧・高脂血症・高コレステロール血症・肝炎・痛風・緑内障など、生活習慣が原因となって起こり、回復まで時間がかかる病気。完治しにくく、長期間の治療が必要となる。比較的中高年齢層が多く、生活習慣病と同じような位置づけの疾患。初期段階では自覚症状がほとんどないので、健康診断等で、早期に発見して、きちんと治療を行なう必要がある。

つまり、食事のコントロール、運動をして体力を上げること、免疫力を上げること、精神的に安定すること、そしてガン自体が発生した原因を無くすこと。こういったことを考えて治療の計画をすることが大切である。

ガンが発生した原因をそのままにして、ガン治療を行って、果たして長期的な生存がみられるだろうか。

ガンが発生して大きくなるのに数年から数十年かかるといわれているが、その間に免疫が強ければガンは大きくならないのである。なのに、なぜ抗ガン剤という免疫が下がる薬だけを投与するのだろうか？　なぜ免疫が下がらない抗ガン剤を開発し、もしくは高濃度ビタミンCなどの、免疫の下がらない抗ガン作用を持ったものを利用しながら、併用してガン治療をしないのだろうか？

統合医療はこういった点を検討し、治療方針を立てるのである。

そして、治療に当たっては通常療法に加えて高濃度ビタミンC点滴療法や低容量ナルトレキサン、などのエビデンス（証拠）のある先端治療を駆使する。同時に、伝統的な治療法を取り入れたり、さらに最先端の免疫細胞療法やワクチン療法を取り入れて治療するのである。

統合医療の真の実力

私の考える統合医療の対処疾患はざっと挙げても、
「アトピー性皮膚炎・線維筋痛症・パーキンソン病・合失調症・うつ病・慢性疲労症候群・重金属の蓄積・重症偏頭痛・気管支喘息」
などがある。

ひょっとすると、もっとたくさんの疾患に対して効果的な治療法があるかもしれない。当然、これからもいろんな治療法が開発されることだろう。

これらの難病や難治性の疾患さんは、全て通常医療の治療を受けて改善がなかった患者さんであり、私の所に来られて治療を受けている。

では、実際に治療効果はどの程度だったのか。実はその治療効果は、私自身が驚くようなものだった。

統合医療の治療法は通常医療に引けを取らない効果があるものも多くある。これらの通常医療に引けを取らない統合医療の治療法を知る前は、当然私も通常医療のトレーニングを受けて、勉強し実践してきた医師である。その中で、治らない患者さんに対して、実際のところ困り果てて今までどんな対応をしてきたのか。
「あなたの病気はこれ以上治療できないんです」

「現代医療では原因も分からないし、治療の方法が無いですね」

こういって患者さんに対応してきた気がする。

今、これらの疾患に対する統合医療の治療法を習得して過去の自分の考え方、治療に対する考え方が間違っていたと感じている。今までは自分の知識の範囲で治せない病気があれば、それは自分のせいではなく、その病気が今だに治療法が無い病気だから治せないのだと考えていた

だから、その難病を治して欲しいという患者さんに対しては「日本の保険診療では治せない」というだけなのに、世界中にその病気を治す治療法が無いとばかりに説明していたことを思い出している。

これは明らかに私達医師側の勉強不足で治せなかったに過ぎないし、患者さんに対して本当に良い医療を提供したいと思うなら、積極的に治療方法を探究すべきだと思う。

統合医療を勉強し始めて、私は医学に関しての考え方が相等に変わった。確かに私が習ってきた現代医学、特に日本の保険医療では治らないと思っていた疾患があったが、実際にはそれは狭い範囲の医学であって、もっと広い目で医学界を見たときには、まだまだ難病に立ち向かえるだけの治療法が世の中には隠されているのだと。

統合医療を行っている先輩の医師と話していて印象に残った言葉があるので紹介する。

「ガン治療に関していえば日本の医師の多くが実践しているのは保険医療という医学の一部なんだよ。実際には医学的にはガンの治療は抗ガン剤や放射線以外にも治療法はたくさんあるんだ。ただその治療法が保険医療の適応を受けていないだけであり、これは医療政策の問題に過ぎないんだ。医学的にはビタミンCの超高濃度の点滴療法は効果があるし、免疫細胞療法*だって効果がある。実際に治癒している患者さんがたくさんいることがその証明だろう。だから、手術、放射線療法、抗ガン剤を行って効果がなくなった患者さんに対して、あなたにはもう治療法が無いなんていうのは非常に失礼な話しだし、医学的にも間違っているんだ。

だから、今我々が大学で学んだことは本当の医学の一部であり、かつ日本独自の医療だということだ。これが全ての治療法ではないし、この保険医療の範囲の治療以外は効果が無いなんて断言することが間違っているんだよ。医学という学問は、ビタミンCがガンに効果があればこれを検証することが学問であり、それをするのが学者の本分だろう。保険が利かないから研究しない、なんていっていたら医学の発展なんてあるわけがない。それはまさしく医療政策の問題であって、

免疫細胞療法
自分の身体の免疫細胞を体外で加工・処理し、大量に数を増やしたり機能を付加した上で、それを体内に戻すことで、ガン細胞を叩くという治療。副作用がほとんどなく先進的なガン治療法。適応疾患は限定されるが、厚生労働省が定めた先進医療として、各地の大学病院やガンセンターで実施されている。第四のガン治療とも呼ばれている。

医学ではないんだ」

逆に通常医療をしている医師たちからの冷たい言葉もたくさんいただいている。

「そんな効きもしないことやっていて大丈夫なの？」

「大学の教室に許可得てやったほうがいいんじゃないの？」

「教授に挨拶に行ってからしたほうがよいのでは？」

「あんまり変な事していると、村八分になるよ」

「協調性がないと嫌われるよ」

もっと自由に医療を考えたい

私はいつも思っているのだが、患者さんにとってよき医師とはどっちの医師なんだろう？　通常医療の範囲から逸脱したら批判を浴びるから患者にとって効果的な治療もしない医師だろうか。

保険診療の範囲で治せないと開き直って、「どこか他に行ってくれませんか。うちではもう治療法がないのでどうしようもないのです」と患者を追い出すのが

エビデンスレベル分類

Level	内容
1a	ランダム化比較試験のメタアナリシス
1b	少なくとも一つのランダム化比較試験
2a	ランダム割付を伴わない同時コントロールを伴うコホート研究（前向き研究，prospective study，concurrent cohort study など）
2b	ランダム割付を伴わない過去のコントロールを伴うコホート研究（historical cohort study，retrospective cohort study など）
3	ケース・コントロール研究（後ろ向き研究）
4	処置前後の比較などの前後比較，対照群を伴わない研究
5	症例報告，ケースシリーズ
6	専門家個人の意見（専門家委員会報告を含む）

治療法を扱った論文におけるレベル 1 と 2、あるいはレベル 4 の亜分類

Level	内容
1	対象者数が 200 人以上，平均（あるいはメディアン）追跡期間が 5 年以上，脱落率 10%未満
2	対象者数が中程度（100 人以上 200 人未満），平均（あるいはメディアン）追跡期間が 5 年以上，脱落率 10%未満
3	対象者数が 200 人以上，平均（あるいはメディアン）追跡期間が 5 年未満，脱落率 10%未満
4	対象者数が中程度（100 人以上 200 人未満），平均（あるいはメディアン）追跡期間が 5 年未満，脱落率 10%未満
5	対象者数が 100 人未満，平均（あるいはメディアン）追跡期間が 5 年以上，脱落率 10%未満
6	対象者数が 100 人未満，平均（あるいはメディアン）追跡期間が 5 年未満，脱落率 10%未満
7	対象者数，追跡期間によらず，脱落率が 10%以上

本当に医師として正しい対応なのだろうか。

大病院でガン治療をしている先生方に話を聞いても、実は統合医療にも興味があるという先生方もたくさんいる。そういった先生方は、やはり今の日本のガン治療や保険医療はどこかおかしいと感じているという。

しかし、統合医療が保険診療の範囲を超えているだけに、そして日本の医学会が閉鎖的であるために、なかなか新たな世界に飛び込んで行けないのだという。

私はそんな医療の狭い考え方を飛び越えて、もっと自由に医療を考えたい。それはすべて患者さんのためになるからである。患者さんが治るならそれでいいじゃないか。

医学会で認められてない治療法だとしても、治せませんと開き直る権威的な医師よりは、治せる方法を探し出して研究し、実践する市井の医師になりたいと思うのだ。

統合医療のエビデンスレベル

医療にはその治療法に効果があるかどうかを判定する方法がある。効果の証明といってもいいが、これをエビデンスという。統合医療を推奨し実践している私ではあるが、やみくもに統合医療を行えばよいとは考えてはいない。

そして、残念ながら統合医療の治療法は、殆どがこのエビデンスレベルでいうとレベル4以下であろう。

それにはいくつか理由が考えられる。ひとつには大規模な調査自体を行ってもらえないことだ。動物実験や基礎実験のデータが良好であっても臨床試験を製薬会社が行わない。または大学が行わないということもある。

確かにビタミンCや本書に出てくるナルトレキソンなどは古い薬であり、かつ特許も存在しない。ビタミンCなどは天然に存在する物質でもあり、誰が発明したものでもない。また、もともと価格が安く、製薬メーカーにとっては費用負担の大きい臨床試験を行っても利益が出ないという側面もあるかもしれない。

しかし、現在、ビタミンCによる臨床試験は各国で始まっており、日本でも東海大学が悪性リンパ腫*に対しての臨床試験を行っている。それゆえ、これからきちんとしたエビデンスを獲得してゆく可能性があるといえるだろう。

次頁の表は抗ガン剤の効果を示した図表である。これを見ると延命効果と奏功率という記述があるが、奏功率とはある治療法が、ガンを縮小させる効果を表す率で、臨床試験をもとに算出される。具体的には、治療を受けた患者のうち、ガ

悪性リンパ腫

悪性リンパ腫は血液やリンパの中で細菌やウイルスと戦う白血球の一種「リンパ球」がガン化した、リンパのガン。リンパ球は血液細胞の1つで、白血球と同じように骨髄中の造血幹細胞から分化・成熟していくので、リンパ腫と白血病とは同じ系統の病気といえる。

ンの大きさが半分以下になり、その状態が1ヵ月以上続いた患者の比率を指す。

つまり奏功率はガンの大きさについての評価であり、延命効果とは違う。患者さんにとっては延命効果のほうが大切であり、小さくなっても延命しなければ意味はないのではないだろうか。

難病や命に関わる病気の場合エビデンスレベルが上がるまで患者さんに待っていろというのは本当に正しいのだろうか？　例えばすい臓ガンの末期の患者さんに対して現代の日本の医療で何ができるのだろう。すい臓ガンはこの表を見ると分かるように、延命効果のある抗ガン剤はない。縮小効果も30％の人にしかない。

通常医療であれば延命効果もない抗ガン剤を薦めることが殆どであるが、本当にその治療を心から推奨できるのだろうか？　逆に抗ガン剤の副作用で免疫力が落ち、入院生活が長引き、苦しい思いをするだけではないだろうか。

自分だったらどうするだろう？　ガンになった医師が抗ガン剤を拒否しているケースは多く聞く。また、表向きには統合医療を批判していたが、自分がガンになると統合医療を治療に取り入れる医師

ガンに対する化学療法の効果別ランク（ガン化学療法プラクテイス）

奏効率	Aランク 80%以上	Bランク 50-80%	Cランク 30-50%	Dランク 30%以下
延命効果	抗ガン剤にて治癒可能	(++) 25 － 35ヵ月 (卵巣ガン)	(+) 14ヵ月（胃ガン） 6－8ヵ月 (非小細胞肺ガン) 20ヵ月（大腸ガン）	(−)
ガン種	白血病 悪性リンパ腫 胚細胞種	小細胞肺ガン 卵巣ガン 乳ガン 頭頚部ガン 消化管間質腫瘍	胃ガン 大腸ガン 食道ガン 非小細胞肺ガン 悪性胸膜中皮種	すい臓ガン 胆道ガン 腎臓ガン 進行性黒色腫

も少なくないのではないだろうか？

私はエビデンスレベルが低くても、臨床試験をする価値があるとみなされるような、ある程度の科学的裏付けのある統合医療を患者さんに提示する。少なくとも可能性がある治療法があると患者さんに話すだろう。

そして、後は患者さんが選べばよいのである。通常医療で十分だという人もいるだろうし、できる限りのことがしたいからお願いしたいという人もいるはずである。

我々医師にできることは限られているのである。医学の進歩は素晴らしいが、まだまだ完治できない難病はたくさんある。そのときに医師がもっと謙虚になり、可能性のある治療法をその根拠とともに患者さんに提示することがもっとも大切なことだろうと思う。

今、目の前で苦しんでいる患者さんに対して、「あなたには治療法が無い」と本当に言い切れるだろうか？　もし、すい臓ガンの末期の患者さんが統合医療の治療で延命したら、その方法を提示しなかった医師は見殺しにしたのと同然ではないだろうか。それでもエビデンスがない治療だから推奨しないのは当然だと言い切ってよいものだろうか？

研究者として象牙の塔に閉じこもって研究している医師ならエビデンスにこだ

わることは大切なことであろう。そのエビデンスの積み重ねが医学の進歩につながってゆくのである。しかし、目の前に患者さんを相手に仕事をしている我々臨床医は、この患者さんをどうやったら救えるのだろうかと考えるのが本当である。そして我々統合医療の医師たちが経験して効果があった方法を、研究者の先生たちが確実に検証し、エビデンスを作り上げて行くのが医学の進歩のひとつの形ではないだろうか。

第一章

「ガン難民」という言葉の流行

あなたも「ガン難民」になる可能性が

ガン難民という嫌な言葉が流行っている。流行っているというのはよい言い方ではない。ガン難民という患者さんたちが増えていることが問題だ。どうして、ガン難民になるのだろうか。どうしてガン難民というのだろうか？

■ガン難民の定義

ガン患者で手術、抗ガン剤、放射線療法の治療がこれ以上できないと診断された人。

治療方法が無いから緩和ケアに行くようにと言われた人。

まだ何とか治りたいと思っているのに、もう治らないと宣告された気がする人。

余命を宣告され見放されたと感じている人。

医療機関に拒否された感じがする人。

医者から、ガンだと最初に診断されたときに、もし体中にガン細胞が広がっていたら現代医学では、いや、日本の保険医療では抗ガン剤や放射線治療しかないと言われるだろう。また、多臓器に広がっていた場合はもう手の施しようがない

ホルミシス（hormesis）効果
ミズーリ大学のトーマス・D・ラッキー生化学教授が1978年に発刊した著書で示した概念。膨大な量の放射線が存在している宇宙に飛び出したアポロ宇宙船の乗員は、厳重な防護壁と膜に守られている。しかし、それでも放射線は防ぎ切れない。当初放射線による病気が懸念されていたが、逆に健康状態を維持して帰還した。このことを研究したラッキー博士は、原爆、水爆が発する「高線量」の放射線は、身体の細胞を破壊するが、「低線量放射線」は身体によい影響を与えると発表した。これを「ホルミシス効果」と名付けた。ホルミシスという言葉は、ホルモンと同じ語源であるギリシャ語の「horme／刺激する」に由来する。

という言い方をされるかもしれない。

おそらくデータを出されて、あなたが半年後に生きている確率は何パーセントです、という話が普通に出ることだろう。

もし運が悪ければ冷徹で、非情な言い方をされるだろうし、運がよく優しい先生に当たればソフトな言い方で同じことを言われるだろう。

しかし、本当にそれしか方法がないのだろうか。いや、本当はいろんな治療法が残されていることは患者さんのほうがよく知っている。

といっても、大学病院の医師たちや、大きな医療センターやガンセンターといわれる権威的な医療機関の医師が言うからそれしかないのだろうと思うかも知れない。しかし、世間の権威とは本当に信用できるものなのだろうか。

近所のおじさんが、あるいは知り合いの人が、「キノコのサプリメントを飲んでガンが治った」と言うのを聞いたことがあるかもしれない。

または、どこかの自費だけでやっているクリニックでは「ビタミンC点滴でガンが治った」と聞くかもしれない。

あるいは、「*ホルミシス効果で」とか「厳格な*ゲルソン療法という食事療法で治った」と聞くかもしれない。

先ほどの権威的な医師たちの話と、私たちが巷で聞いている話のどちらが本当

ゲルソン療法
ドイツの医学博士マックス・ゲルソンが開発した食事療法。欧米ではよく知られた療法で、日本でも一部の人たちによって実践されている。欧米では、ゲルソン療法でガンを治したと多くいわれている。ガンの原因となる食品を排除し、自然な食物の持つ様々な栄養素をバランスよく摂取することによって人間が本来持っている身体の機能を高め、病気を排除しようとするもの。ゲルソン療法の最大のポイントは、人間の持つ自然治癒力を高めることにあることだという。ガンの他、高血圧、肝炎、血栓症、腎臓病、痛風などの病気において、効果を発揮した実例があるといわれている。

なのだろうか？

大学病院の優秀な医師たちが間違いを言うはずはない、と思った人は……。

そう、あなたがガン難民になる可能性が高い！

ガンの統合医療はここまで進んでいる

ガンの治療法は世界中にごまんと存在しており、日本の保険適応になっている治療法のほうが少ない。

そして、その少ない治療法を行い、抗ガン剤の副作用で、食欲も無くなり体力が低下したときに、治療効果が無くなったら、「あなたにはもう、治療する方法が無い。緩和ケアで人生の最後を迎えてください」と言われるかも知れないのだ。

さらにこう言われるかもしれない。

「人間は必ず死にます。そして、自分が死ぬことを受け入れられないと最初は死を拒絶します。あなたも今その段階です。少しすれば諦めが出てくるでしょう。だんだん体力は無くなるし、ガンもよくならないからです。そして、最終的には受け入れざるを得ないのです。なぜなら、残念ながらもうあなたを治療する方法は無くなっているのです」

これはスイス人医師の*キューブラー・ロスという人が提唱する「死の受容」の考え方である。

否　認：自分が死ぬということは嘘ではないのかと疑う段階である。

怒　り：なぜ自分が死ななければならないのかという怒りを周囲に向ける段階である。

取　引：なんとか死なずにすむように取引をしようと試みる段階である。何かにすがろうという心理状態である。

抑うつ：なにもできなくなる段階である。

受　容：最終的に自分が死に行くことを受け入れる段階である。

キューブラー・ロス「死の瞬間」より

医療者が患者さんに、死の受容を迫るとき、どんな気持ちがするのだろうか。また、命を救う立場の医師から死を受容するように言われたときに患者さんはどう感じるだろうか。

エリザベス・キューブラー・ロス（Elisabeth Kübler-Ross, 1926～2004）
スイスのチューリッヒに、三つ子姉妹の長女として生まれる。父親から医学部進学を反対されたが、検査技師をして学費を捻出しながらチューリッヒ大学医学部に学び、31歳で卒業している。彼女は医学部で知り合ったアメリカ人留学生マニー・ロスと結婚。共に研究をさらに続け、職を求めてアメリカに渡った。死と死ぬことについて書かれた『死ぬ瞬間』の著者として知られる。その本の中で「死の受容のプロセス」と呼ばれているキューブラー・ロスモデルを提唱している。

私自身、いや私の家族が同じようなことを言われたとしても納得できないだろうし、自分のことだとしたらなおさら納得がいかない。

「前のめりになって死んでゆく～希望を持って人生を生き抜く」

私の生まれ育った故郷の英雄、坂本竜馬の生き方は、まさに死と隣り合わせの毎日だった。そして坂本竜馬は寺田屋旅館で暗殺されるのだが、その死に方は、前のめりになって死んでゆく、まだ先へ歩いてゆくような形で死に絶えたと聞いている。

よくいわれるが、

「前向きな死に方」＝「前向きな生き方」

これが大切ではないだろうか。

前向きに希望を持って治療するのが医師の努めであるし、希望を持てるような治療法を提供するのが我々統合医療の医師だといえると思う。

諦めてはいけない！　治療法はある

我々には本当に保険医療で認められている三大治療*しか治療法が無いのだろうか。三大治療で効果が無くなった患者さんに対して、「あなたにはもう治療法はありません」こういう言い方は、患者さんに対してあまりに不親切であろう。本当にもう治療法は無いのだろうか。

私が尊敬するあるガンの統合医療を専門にしている医師がこう言っている。

「私は患者さんに、もう諦めましょうとは絶対に言えない。自分だったら、最後まで、死ぬ寸前までなんらかの生きる方法を探すだろう。生きる方法を求めるだろう。その人に対して、もうあなたには方法が無いなんて言えますか？　いつまでも希望を持って最後の最後まで頑張る、それが人間ではないでしょうか」。

私も本当にそう思います。私の家族や近い人間が、もしガンになって抗ガン剤が効かない状態になった際に、医師である私は、彼らに「もう、治療法は無いのだから諦めなさい」なんてことは到底言いたくないし、絶対に言わない。まだまだ、日本では主流ではないけれど確かな治療法があるからです。

こうした治療法の知識が患者側に伝わっていないのは日本の保険制度にこのような統合医療的な治療法が組み込まれていないためである。

ガンの三大治療

現在、日本の医療の現場で主に行われている外科療法・化学療法・放射線療法のこと。保険診療の適応が受けられる治療方法。一般的にはこの3つのガン治療法を組み合わせ、それぞれを補い合いながら治療を行う。ただし、免疫力を極度に奪うことで病状を悪化させることもあり、痛みを伴うことも少なくない。

それが悪いのではない。それはあくまで支払いが公費を使った保険医療か、自費医療かの違いに過ぎないからだ。現在では統合医療の流れは世界的に大きな流れになっており、日本でも心ある医師たちは統合医療が偉大な医療であることに気が付いている。

そして、日本のこの医療制度の中で患者さんのために本当によい医療を提供しようと統合医療を取り入れる医療機関が増えてきているのである。

ここで実際に患者さんの命の未来を決めるのはそういった治療法を知っているかどうかという点である。知っていればいろんな治療法を試す道が開ける。知らなければ治療を試す機会さえない。ただでさえガンの治療は難渋するのだ。この人には効果があった免疫細胞療法がこの人には効果が無いということも多々ある。また、この人には効果が無かった高濃度ビタミンC点滴療法がこの人には効果があったということもあるのがガンである。

パターン化している、ガン治療

次頁の図は、ガン治療のパターンである。ガン治療は日本ではこの図にあるパ

ガン治療のパターン

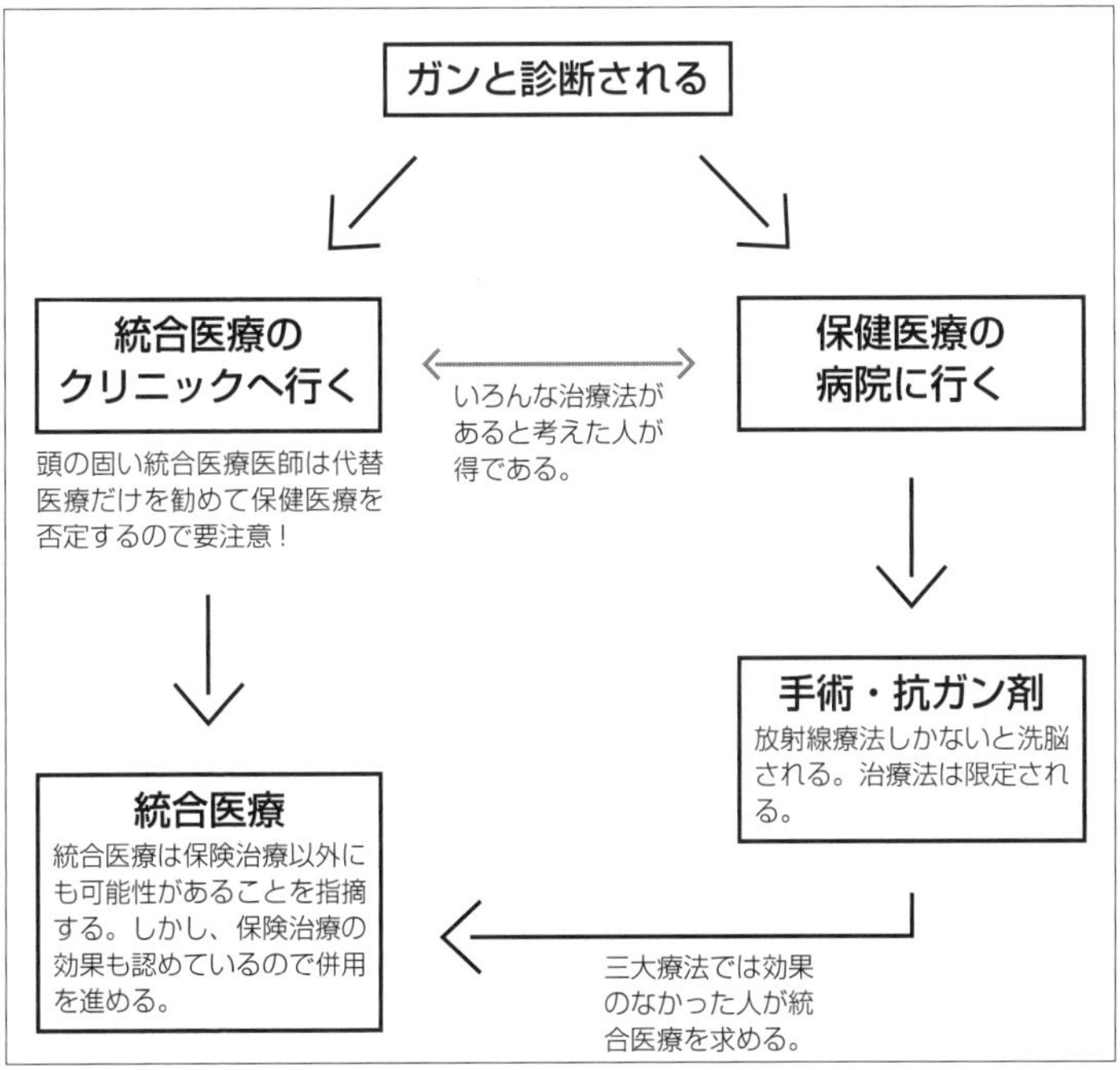

ガンと診断される
統合医療のクリニックへ行く
頭の固い統合医療医師は代替医療だけを勧めて保健医療を否定するので要注意！
いろんな治療法があると考えた人が得である。
保健医療の病院に行く
手術・抗ガン剤
放射線療法しかないと洗脳される。治療法は限定される。
統合医療
統合医療は保険治療以外にも可能性があることを指摘する。しかし、保険治療の効果も認めているので併用を進める。
三大療法では効果のなかった人が統合医療を求める。

ターンに沿って行われていることがほとんどであろう。

たいていの患者さんは通常医療を受けて、それに疑問を持った人や、よりよい医療を求める患者さんが統合医療の医療機関を訪問することが多い。

また、ガン患者さんにもいろんなタイプがある。アメリカでは統合医療を希望する患者は知的レベル、教育レベルが高い人が多いといわれているが、日本ではどうだろうか。

言えることがあるとしたら、新しいことに心が開けている人がこのような統合医療というものに関心を持ち受診してみたいと考えるのではないだろうか。

まず、ガンと診断されてすぐに大学病院や医療センターなどの保険医療機関へ行くのは普通だろう。いきなり統合医療をたずねることはあまりないだろう。しかし、その後、保険医療の治療だけで治癒が難しくなり、余命を告げられてから統合医療のクリニックなり病院に行くというのが最も多いパターンだと思う。

ここで、統合医療の医療機関を受診すると患者さんが決めた際に、保険医療機関の医師たちは多くの場合反対の意見を述べる。

私が患者さんからよく聞くのは、

「もし統合医療なんて治療をするのなら、もうここには来なくてよい。（もう来るなという拒絶的な言い方）」

または、「統合医療だなんて、そんな無意味でしょう、フフ（冷笑的な言い方）」。

いずれにしても統合医療を好意的に考えている医師は少数派で多くの場合、患者さんは保険医療機関の医師たちとは気まずい雰囲気になる。

ここで患者さんはいったん保険医療だけでいいんだと思うらしい。それは仕方なく、やむを得ず、統合医療の医療機関へ行きづらいから思うのである。

しかし、ガン治療がうまくいかないでこれではガンの進行が止められないと思われたり、または医師から、あとわずかの余命しかないとか、もう治療はできないと言われて初めて統合医療機関を訪れるケースが多いのである。

ガンと診断されたら、まず統合医療を受ける

本来はガンになったら、まず最初に統合医療の医療機関を訪問して欲しいと私は考えている。ガンに限らず病気というものは進行してからだとなかなか治療に難渋するのである。統合医療にはガンになった原因をある程度検査するプログラムが存在する。

そして、その原因治療は非常に効果を上げているのだ。原因治療でガン細胞が

小さくなるわけではないが、新たに発生するガンが少なくなるのは理屈で考えても明らかである。

例えば、もっとも単純な話であるがタバコをやめたらどうだろうか。タバコの害は今以上には増えなくなる。するとタバコの害によって発生していた活性酸素*は増えなくなるし、うまくいけば体の中の抗酸化酵素*が働いて活性酸素の量も減ってくるのだ。

だが、現実はガンと診断されただけで気が動転し、気がつけば三大治療のお世話になっているのが実情だろう。

しかし、時が経ち、不幸にして三大治療がこれ以上何もできなくなった進行ガンだったり再発ガンだったり、抗ガン剤の副作用で治療がこれ以上できない段階になると再び頭に統合医療のことが浮かんでくる。

「ビタミンCの点滴が効果あると本に書いてあったなあ、もう一度行ってみようか……」

「免疫細胞療法でガンが治った患者さんがいると聞いたぞ、やはり一度話だけでも聞いてみるか……」

そして、最初に話したように保険医療機関や、大学病院や医療センターで主治医から、冷たく言われる。

活性酸素
酸素は多くの生物の生命維持に必要不可欠なもの。この酸素のうち数%が活性酸素となり、体内に入り込んでくるさまざまな細菌やウィルスをその強い活性力で殺し、身体を守る役目を持っている。余分に作られた活性酸素は抗酸化物質が消去してくれるが、抗酸化物質が処理しきれないほどの活性酸素が発生したり体内の抗酸化物質が少ないと、生体膜が酸化し、生活習慣病や老化を引き起こす原因となる。細胞内の酵素で分解しきれない余分な活性酸素はがンや生活習慣病、老化等、さまざまな病気の原因であるといわれている。なお、喫煙による活性酸素の増加が、細胞を傷つけガンを増加させるのみでなく、ビタミンCの破壊を促進し、しみ、くすみなどの原因となるメ

「あなたにはもう治療法が無いです。今のまま抗ガン剤をしていたら副作用で体がだめになり、死期を早めます。これ以上の治療はできません。そして……言いにくいことですが、この医療機関はガン治療をするための場所なので、いつまでも入院はできません。あなたには今からは何も治療できないので退院して欲しいのです。できたら緩和医療の病院へ移っていただけませんか？」。

今までその他の治療法を一切受け付けず、自分たちの信奉する三大治療を推奨してきたのに治らないと分かったら放り投げようとするのだ。実際にこのように言われて病院から出て行くように勧められて、泣く泣く私のクリニックへとやってきた患者さんも少なくない。

このようにして患者さんは、やっと統合医療の門をたたいて我々のところへやってくる。これが最も多いパターンである。中にはもっと早期にやって来て再発防止を目的に治療したり、抗ガン剤と併用して治療することを願ってやって来る患者さんもいるが極少数だ。

いずれにしても患者さんの意識が統合医療に向かうときには、ガンはかなり進行していることが多い。しかし、これは仕方がないと私は考えている。なぜなら人は人生でガンに何度もかかることはないし、誰しも保険医療でガンを治療するものと思っているからである。

ラニンを増加させてしまうことが知られている。

抗酸化酵素

増えすぎた活性酸素を中性で良性の形に変換する抗酸化酵素というものが、体内に存在している。食べ物から得られる抗酸化物質がそれらと結合して活性酸素を無力化する。3つの主要酵素システムとして「スーパーオキサイドディスムターゼ（SOD）」「カタラーゼ」「グルタシオン過酸化酵素」がある。

私自身も医師になるまで、そして、統合医療を勉強するまでガンは時代を追って治療効果が上がっていると思っていた。そのガンが進行ガンであっても、抗ガン剤や放射線療法など現代医学の力で何とかなるだろうと思っていたからである。

保険が利いて最先端ガン治療、と聞いたらなんとなく治ると考えてしまっても間違いではない。しかし、実際には日本のガン患者数は毎年増えているし、日本人の半分はガンで死んでいるともいわれている。

ガン治療の進歩、日米の比較

ガン治療は進歩していて、最先端医療なので死亡率も減っているとたいていの人は考えている。しかし、左の図表を見て欲しい。これは２００９年東京で行われた国際統合医療学会でニューヨークの医師マイケル・シャクター氏が発表した資料である。

これは日米の人口10万人当たりの原因別死亡数をグラフにしたものである。

アメリカではこの55年間（１９５０年から２００５年）にガンでの死亡数は約

日本における主要死因別粗死亡率の推移　（人口 10 万人対比率 ※数字は四捨五入）

年度	総計	ガン	心疾患	脳血管障害	肺炎	結核
1910	2160	70	70	130	260	230
1930	1820	70	60	160	400	190
1940	1680	70	60	180	200	210
1950	1090	80	60	130	190	150
1960	760	100	60	160	50	30
1970	690	120	90	180	30	10
1980	620	140	110	140	30	10
1990	670	180	140	100	60	0
2000	770	240	120	110	70	0
2005	860	260	140	110	90	0

米国の原因別死亡率の変化：1950 年と 2005 年　（人口 10 万人対比率 ）

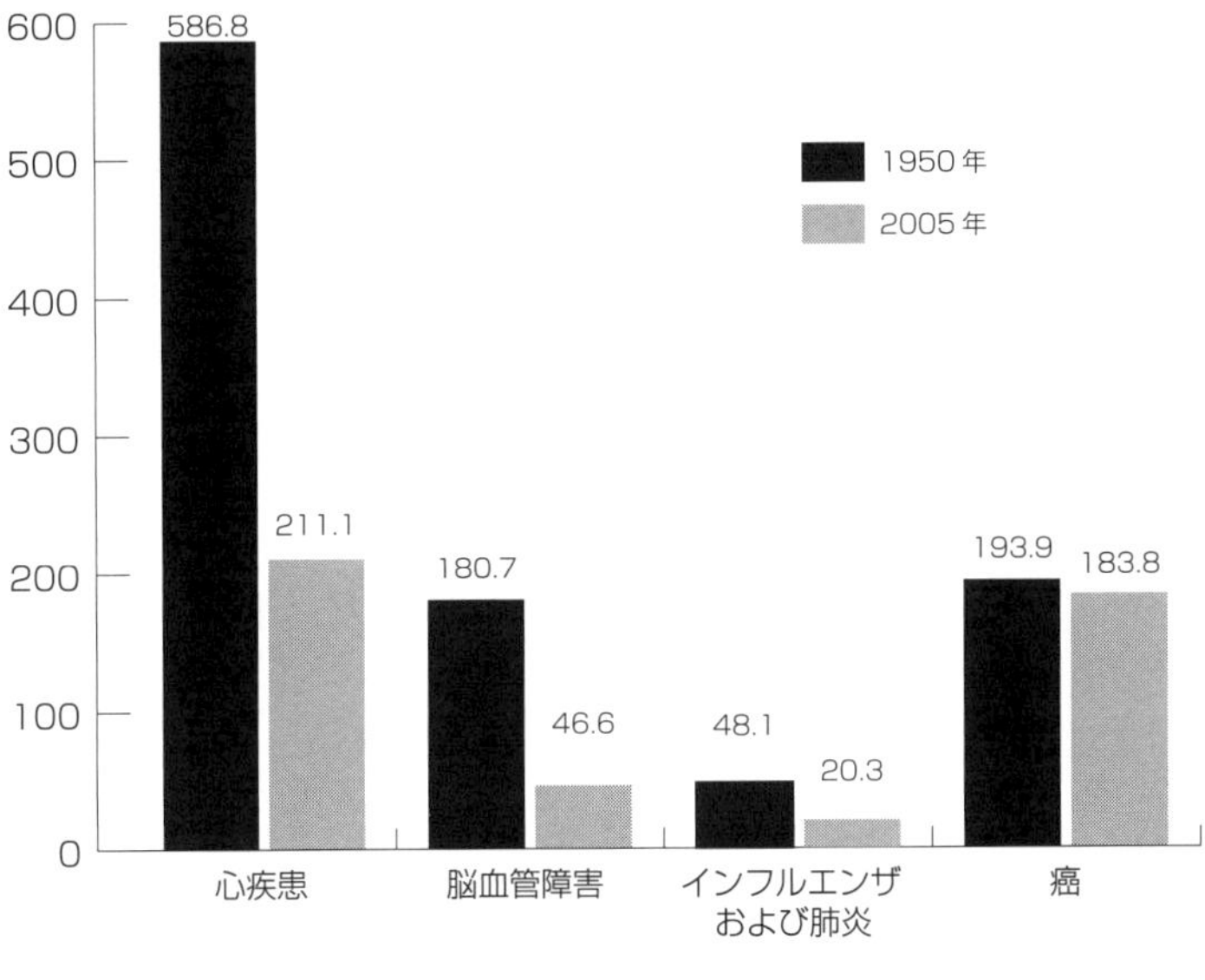

194人から184人に減少している。日本ではこの55年間に80人から260人に増加している。

絶対的な数がアメリカで多かったのはアメリカ式の食事の問題が大きな原因であるといわれている。つまり肉食中心の食生活がガンの発生を多くしていると考えられている。野菜や精製されていない穀物を食べるほうがガンの予防になるというデータもある。

だから、アメリカでは日本食があらゆる病気の予防によいと考えられて、日本食をヘルシーメニューの代表として推奨しているのである。

ガンに関しても同様である。アメリカでは動物性脂肪が多い食事はガンにはよくないといわれているし、乳製品もその影響が乳ガンと前立腺ガンでは明らかになっている。

現在、日本のガンでの死亡者数は、とうとうアメリカを抜いてしまっている。また、この55年で約3.2倍に増加している。なぜだろうか。日本食が健康によいにもかかわらず、どうして日本人のほうが、ガンで亡くなる人が多いのか？ また、アメリカではこの55年間で、ガンで亡くなる人はわずかながら減っているのに、なぜ日本では3倍以上に増えているのだろうか？

一つには日本の食事の欧米化があるだろう。外食産業で顕著だが、いわゆるファーストフードの台頭がある。大手外食チェーン店でのハンバーガー、そして、家庭で食べる宅配のピザなど、高脂肪低栄養素の食事などのアメリカ式の食事が考えられる。

また、日本独自の牛丼やカレーライスなどもほとんどが炭水化物と脂肪でできている食事であり、健康を増進する食事とはいえないだろう。

アメリカでは肥満が原因で糖尿病、高血圧、脳梗塞、などの生活習慣病になる人が多く、外食産業を相手に訴訟が多かったために現在は、外食産業を肥満になった原因として訴えることを防ぐためにいわゆる「チーズバーガー法案*」が必要になったほどである。アメリカ人の訴訟好き、何でも他人のせいにする考え方はいかがなものかと思われるが、それにしても食事は健康を大きく左右するということである。

なお、現在ハンバーガー店では「店内ジム」を設置する店舗も出てきているそうである。もちろんアメリカの話であるが、「店内ジム」にはエアロバイクや障害物を設置して子供たちが運動できるようにし、ハンバーガー店は健康的だというイメージを作る戦略に出ているそうである。

受付でハイカロリーの動物性脂肪がたくさん含まれているハンバーガーを購入し、その後運動をして、脂肪を燃やして家に帰れというわけであろうか。当然、

チーズバーガー法（Cheeseburger Bill）
正式には、食品消費個人責任法（しょくひんしょうひこじんせきにんほう／The Personal Responsibility in Food Consumption Act）。アメリカ合衆国の法律。高カロリー食品の摂取が肥満の原因になったからという理由で、消費者が外食・食品産業を訴えることを禁じたもの。チーズバーガー法は通称。

最初からそんなものを食べないのが健康的なのだが……。笑うに笑えぬ皮肉な状況だ。

そして、先ほどのガン死亡率のグラフからいえる最大のことはアメリカでは通常医療だけでなく統合医療も政府が予算を出して推奨しているし、食事も見直すことでガンが減っている可能性があるということだ。

日本ではガンに対する統合医療は一切政府が認めていないし、食事療法などは通常医療では認めないという姿勢であること。通常医療だけでガンに対応しており、その結果として、ガンで亡くなる人は増え続けているということである。

本当に日本の医療が進歩していて、最先端であると自負しているのなら、この統計の結果をどう説明するのだろうか。アメリカの医療と日本の医療の違いは使っている抗ガン剤の違いだとでもいうのであろうか。統合医療の存在は相変わらず彼らの頭の中にはないのだろう。

ガンに対する食事療法も知らず、アメリカでは常識となっている超高濃度ビタミンC点滴療法も否定し、その他のすべての統合医療を否定して、その結果患者さんたちはアメリカでは普通に受けられる医療を受けられなくなっている。

いや、それどころかガン患者さんたちの死亡率は上昇の一途ではないか。これでもまだ、自分たちの医療が正しいと思い、統合医療を否定し、食事療法を否定していることはなんと古い考え方だろう。

日本のガン医療は片手落ちである

ガン治療において手術、抗ガン剤、放射線療法だけをしている通常医療の医師たちは、最も大切な、患者さんが自分でできるガンの予防法、治療法、すなわち食事に関してあまりにも無知である。また、統合医療に関しても無知である。かつ、自分たちが正しい、唯一の治療を行っていると誤解しているのである。その結果患者さんたちの統合医療の受診機会を減らしているのが現状だといえるだろう。患者さんたちが自ら気がついて統合医療へ受診されることを願うばかりである。

注意すべき「統合医療」

風邪やインフルエンザは人生で何度かかかる可能性もあるが、ガンはそうではない。そして、ガンになった経験もなく、医療に関して無知である普通の患者さんはどうしても統合医療を最初に選ぶことはできないと思うのである。

今はインターネットの時代だから、いろいろと調べる人は統合医療のことを知るだろうし、多くの統合医療の本も出版されているので、それを見て知ることがほとんどだろう。

ただここで、注意すべきことがある。どのような形であれ、統合医療を知った患者さんが最も気を付けなければならないのは、レベルの低い（といっては悪いが）統合医療だけですべて解決する、などということを言っている医師にだまされないことである。

実際に統合医療が体に副作用が無く、かつガンにも効果がある治療であることは本当であるが、それでも確実にガンを治せるわけではない。

ここでもこれから説明してゆくが、ガンという病気はあまりにも複雑で、未だにその発生を阻止する方法論が確立しているわけではない。むしろゆっくり進歩している過程なのである。

そういうわけで、自分の治療法で１００％治るとか、絶対に通常医療は一切受けてはならない、とかいっている医師を見たらこれはおかしいと思ったほうがいいだろう。

時々患者さんから「食事療法だけでガンを治すつもりだが、どうしたらよいでしょう?」とか、「あるサプリメントだけでガンが治ると人に言われているが本当ですか?」などと質問されるが、実際にはそんなに簡単に治る方法は無いと答えるようにしている。むしろ、単一の治療法ではガンの勢いは止められないことが多い。

「いわしの頭も信心から」ではいけない

私の患者さんでも、乳ガンの再発例で、食事療法だけを行って徐々に進行していた人がいた。その人の場合は、最初に手術して抗ガン剤も行ったが副作用だけが出て結局徐々に進行していた。私のところで超高濃度ビタミンC点滴と温熱療法と低容量ナルトレキサン中心に治療して徐々にガンは小さくなっていた。しかし、患者さんは途中で食事療法だけをするといって治療をやめてしまった。

数ヵ月後来院したときには、再びガンは大きくなっていた。明らかに大きくなっており、形もいびつでどんどん進行している印象だった。

私はもう一度、以前の治療法に戻るように勧めたが、患者さんは、ある医師が書いた本を読んで信じ切っていた。それは食事と自分の免疫を高める方法だけで治るという内容の本であった。患者さんは完全に信じ切っていた。

確かに抗ガン剤を使っても治らず、統合医療といっても点滴もするし、薬も飲んでいるのだ。そして、私も絶対に治るとは言い切れなかった。患者さんにしてみれば絶対に治ると言ってくれる医師のほうがなんと頼りがいのある医師に見えたことだろう。しかし、同じように食事療法だけを信じてしまい、結局亡くなる人や、サプリメントだけを信じて亡くなる人のほうが多いのである。

結局、その患者さんがどうなったかは分らないが、ガンが縮小していればよいと願うばかりであるし、その医師には、なんといっていいか、もちろん患者さんのためにと考えて本も書いているのだろうけれど、もう少し現実的な解決策を書いてくれたらと切に思うのである。

これでは通常療法の医師たちから「統合医療なんて嘘っぱちだ」とそしられても仕方がないと思うのである。

残念ながら、食事療法だけでガンが治る確率はきわめて低いだろう。なぜなら食事にそこまでの抗ガン作用は無いからである。厳格な食事療法で知られるゲルソン療法ですら、単独ではほとんどガンは治らない。延命もしないのである。

それはガンが小さな細胞として発生し、免疫系を突破して徐々に大きくなって進行し、最終的には画像検査で見つかる過程を検討すると、どこに効果がある治療なのかが分る。後でそれも検討しよう。

ともかく、統合医療と銘打っていてもそれだけで単独でガンが治ると言い切れるだけの成績を出している治療法は無いので、そんなことを言う医師は信用しないほうが無難である。

もちろん統合医療であるから、西洋医療と東洋医療、その他の自然療法、点滴療法などさまざまな治療法に習熟していることが求められる。いずれもいいとこ取りして使っていくわけである。

ガン治療法の分類

下の表を見ていただきたい。ガン治療に関して今、私がこの瞬間に思い浮かべた治療法を書き挙げただけでこれくらいはある。もちろん、いろんな治療法の組み合わせで治療をするのだが、日本で行われている保健医療がどれくらい狭い範囲のガン治療であるかお分かりいただけるだろう。

確かに、保健医療で行われている治療法は効果的である。特に手術など

ガン治療法の分類

日本の保健医療	手術、抗ガン剤、放射線療法、その他
保健医療以外の治療	点滴療法（超高濃度ビタミンＣ点滴療法など）、キレーション療法、IPT 療法、食事療法、ゲルソン療法、甲田式食事療法、サプリメント、ビタミン、ミネラル、ハーブ、マイタケ、フコイダン、玄米サプリ、アガリクス、心理療法、免疫細胞療法など、東洋自然療法（鍼灸、漢方薬）、西洋自然療法（アロマセラピー、リフレクソロジー、カイロプラクテイック）、ホメオパシーなど、温熱療法、ホルミシス療法、低容量ナルトレキソンなど、ガン治療薬海外未承認薬など

行えば、ガン細胞がごっそりと取られて無くなるのだから見た目にも効果があることは一目瞭然である。

しかし、進行ガンや再発ガンは、ガン細胞を手術で切除してもすぐに再発してくる性質を持っており、手術だけではなんともならないから問題となっているのである。

そして、私がこの本で述べたいと考えている治療法はすべて日本では保険適応となっていない。代替医療とか、統合医療と呼ばれる治療法である。

そして、これらの統合医療が日本での保健医療と違う点は、ガン細胞自体を治療するだけでなく、ガン細胞が生まれること自体を治療している点である。つまりガンの根本療法といってよい治療法なのである。

これには二つの意味がある。ひとつは今存在するガンを殺す治療法。もうひとつはガンが発生するところを治療する方法である。

第二章

ガンの原因と発生について

ガンは突然発生するわけではない

ガンの発生とその後の成長は次頁のグラフに書いたような段階を経て起こる。ガンは現在の診断学では画像検査で写らなければガンとは診断されない。つまり、小さな数個の細胞から５㎜程度の大きさ（約５億個程度）になるまでは見つからない。画像検査の限界である。最近では遺伝子検査で超早期ガンも発見されるようになったが、画像でガンが出現しないと保健医療では治療できないといわれている。

まずは、ガン細胞の発生である。これは免疫細胞によってほとんどが駆除される。この免疫が弱っていたらこれを突破して大きくなってくる。またはガン細胞の発生が普通の人よりも多く、正常な免疫では駆除できない場合にガンはどんどんと大きくなる。

そして、大きくなって大きさが約５㎜になると細胞数は約５億個となる。この段階になってはじめてガン細胞は画像診断される。ここまで大きくなるのに５年とか10年程度はかかるといわれている。

このたった５ｇ程度の細胞があちこちで同時多発的に生じていた場合、最初に見つかったのが肺ガンであっても後から他の場所で見つかることも出てくる。そ

ＱＯＬ
Quality of Life（クオリティ・オブ・ライフ）の略語。人生の内容の質、生活の質のことを指し、ある人がどれだけ人間らしい生活を送り、人生に幸福を見出しているか、ということを数値としてとらえる概念。医療上のＱＯＬは病気を治すということだけに注目するのではなく、人としての尊厳、療養の在り方、延命治療の必要性など、患者が自らの理想とする生き方、もしくは社会的にみて「人間らしい生活」をしているかということを問題にする。

うなると肺ガンを摘出しても根本的な問題は解決しない。ガン細胞を作っている場所、あちこちで作られているとしたら、その原因が何か。これを見つけ出して治療しなければ、ガンが出てくる臓器をすべて取り除いてしまうことにもなりかねない。

当然人間の臓器を取り除いて人間が正常に生きてゆけるわけはない。そのことを知る意味で過去の実例を一つ見てみよう。

1993年にアナウンサーの逸見政孝さんという有名人が、ガンで亡くなった。胃ガンの再発であり、そのときには腹部の臓器のほとんどが手術で摘出された。

このときの治療に関しては、進行ガンであったのに最初に手術を行ったこと自体が間違いだったという批判もあった。

もちろん、再手術はもっと批判を浴びたがこれはガン性腹膜炎や腸閉塞によりQOL*（生活の質）が下がり余命が短縮することを防ぐための手術だったとの手術担当医からの説明もあった。実際このような進行ガンの場合、手術をしないで対症療法を行った方が余命は長いのではないかという議論は、今でもされている。

ガンの発生とその後の成長

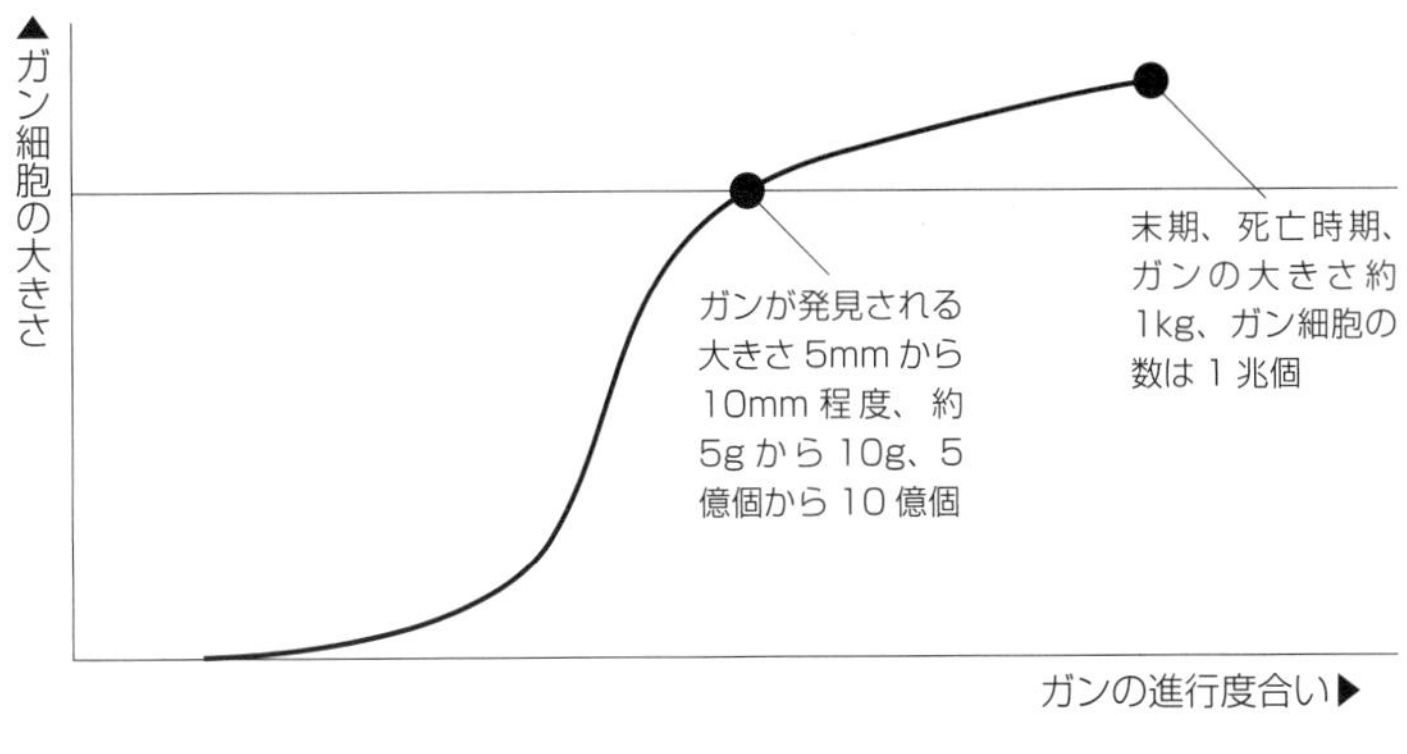

もしこのとき、逸見さんが統合医療を受けていたらどうだっただろうか。実際このときには米国のゴンザレス医師（統合医療で有名なニューヨークのニコラス・ゴンザレス医師と思われる）にビタミン療法で治療を頼んだらしいが、末期ガンで、さらに手術後であったことから断られたとのことである。

実際、胃ガンの中でも最も予後の悪いスキルスガン*であり、すでに進行していたというから手術自体は考慮する必要があったかもしれない。

このとき、手術する前にビタミン療法を受けていたらどの程度延命しただろうか。実際には再手術まで行い、腹腔内臓器の多くを摘出していた訳であるから、架空の話になってしまうが、かなり延命できたのではないかと考えられる。その根拠となる臨床データがある。

1999年、Nutrition and Cancer

対象患者は、すい臓ガン患者で、ビタミンミネラルを使った治療で11例中5例が2年以上生存した。結局ゴンザレス・プロトコル臨床試験の症例は平均で17.5ヵ月生存した。この数字は進行すい臓ガン患者の生存期間のほぼ3倍であった。

（ガンの中でもすい臓ガンは最も予後の悪いガンのひとつであり発見された段階ですでに進行ガンとなっていることが多い。日本の進行ガンで見つかったすい

スキルスガン
(scirrhus cancer)

ひとかたまりにならず、正常組織に染み渡るように広がっていくガン。硬ガン（こうがん）ともいう。語源はギリシャ語のskirrhos（硬い）。胃ガン、大腸ガンや乳ガンでこのような形での発育・広がりがみられることがある。分化型腺ガンと異なり、血管も破壊しながら発育するため、血液中に含まれるヘモグロビンを抽出し、粘膜表層の毛細血管や微細構造を強調表示する光学的画像強調技術を駆使してもこのガンを捕らえることができない。

臓ガンの患者の平均余命は3ヵ月とも6ヵ月ともいわれており極めて悪性度が高い)

以上、一例ではあるが、統合医療の必要性が理解できる例といえるだろう。

「炎症」がガンの原因か?

手術をしてもしなくても我々の体の中では毎日数千から数万個のガン細胞が生まれている、といわれている。それらのガン細胞はどうして生まれてくるのだろうか。最新の学会発表ではそれらは炎症が起きるところに生まれるという。

例えば、慢性的な胃炎を起こしている人には胃ガンの細胞が生まれ、慢性的な肝炎を起こしている人には肝臓ガンができるということである。

この学説は2009年のアメリカ、カンザス州ウイチタでの学会で発表された。私は偶然、幸運なことにその会場で発表を聞いていたが、発表が終わると拍手喝采で、会場が騒然としていたことを思い出す。(その会場での発表の詳細は後に述べたいと思う)

手術・抗ガン剤・放射線療法
発生したガン細胞に対しての治療。ガン細胞が発生する原因治療ではない。

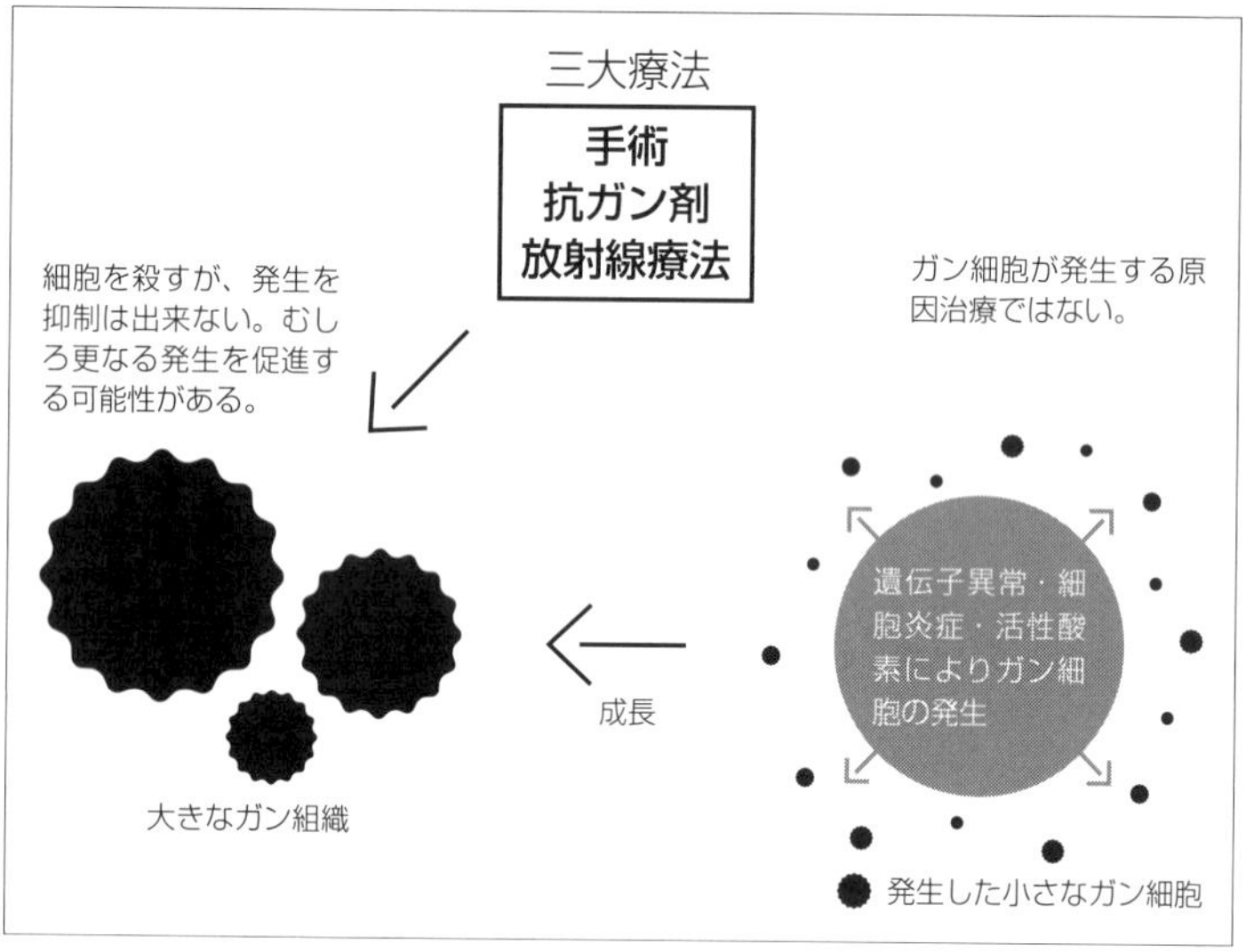

三大療法
手術
抗ガン剤
放射線療法
細胞を殺すが、発生を抑制は出来ない。むしろ更なる発生を促進する可能性がある。
ガン細胞が発生する原因治療ではない。
遺伝子異常・細胞炎症・活性酸素によりガン細胞の発生
成長
大きなガン組織
発生した小さなガン細胞

統合医療
発生したガン細胞に対する治療であり、ガン細胞が発生する原因治療でもある。

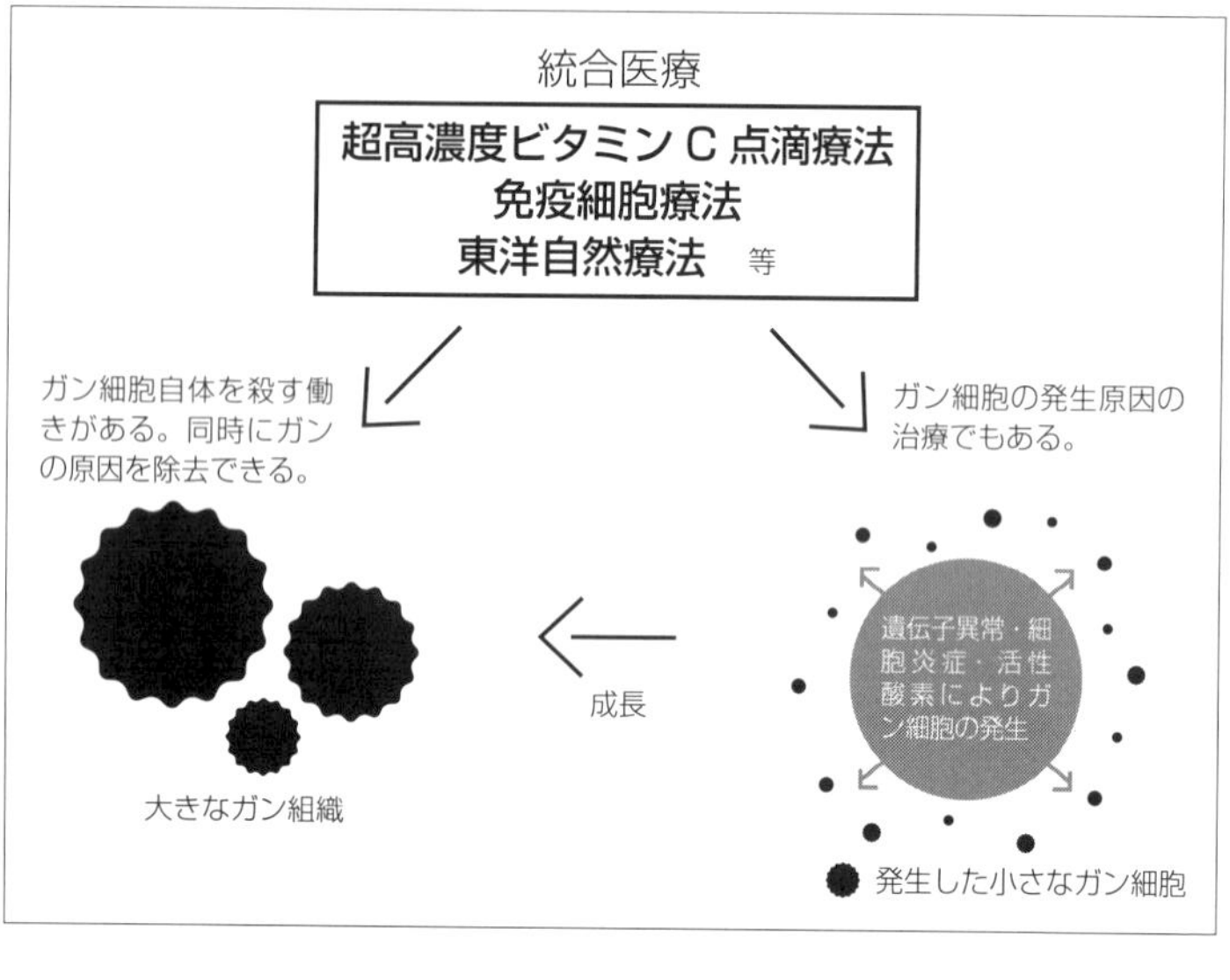

統合医療
超高濃度ビタミンC点滴療法
免疫細胞療法
東洋自然療法 等
ガン細胞自体を殺す働きがある。同時にガンの原因を除去できる。
ガン細胞の発生原因の治療でもある。
遺伝子異常・細胞炎症・活性酸素によりガン細胞の発生
成長
大きなガン組織
発生した小さなガン細胞

では、こうして毎日生まれてくるガン細胞を減らす、もしくは生まれないようにするにはどうしたらよいだろうか。

原因が炎症であるならば炎症を起こさないようにすることが一番の治療となる。しかし、日本の保健医療ではそのような治療は認められていないのである。また、手術、抗ガン剤、放射線療法ともに実は体には相当負担があり、特に抗ガン剤や放射線療法自体がガンの原因にもなると警告する人もいる。確かに抗ガン剤は正常細胞の遺伝子を傷つけ、体中の細胞を殺すのである。

毛母細胞が殺されるから髪の毛が抜けるのであり、血液を造る細胞が殺されるから貧血になるのである。また、白血球が殺されて減るから感染症にかかりやすくなり肺炎で命を落とすこともあることは有名である。

それと同時にガン細胞も殺すので抗ガン剤という。しかし、体中の健常な細胞を殺してしまったら人間は死んでしまうので、当然最大極限量は使用しない。だから人間は死なないが、逆にいうとガン細胞もすべては死なないのである。

つまり、ＣＴやＭＲＩの検査ではガンは消えても実際にはガンは消えていない。大きなものが見えなくなっているだけに過ぎない。また、免疫細胞も殺されてしまうから、今度は新たに出てきたガン細胞や生き残ったガン細胞は野放し的に増殖する。これがガンの再発であり転移ということになる。

放射線療法も同じである。いや、副作用という意味からいうと、放射線療法はもっと厳しい治療となるだろう。末期ガンの患者さんが放射線療法を受けて症状が悪化し、そのまま亡くなった例も私自身経験している。あのときに放射線療法を受けなければもっと長生きできたかもしれないと思っている。

つまり、手術、抗ガン剤、放射線療法という三大治療では今出て来ているガン細胞をやっつけることはできても根絶することは難しい。初期のガンなら手術で根治することは当然だが、進行ガンなら困難である。

だから、進行ガンに対しては統合医療の治療法が根治力を持っている点でガン治療においては重要なのである。

統合医療の治療法ならば、ガンの発生をも抑えることができる。それはガンの原因の活性酸素を除去したり、ガンの原因の遺伝子異常を修復する働きがあるからである。もちろん、治療法には多くの種類があるため一つの方法ではすべての作用は期待できるものではない。しかし、組み合わせで治療すれば延命自体も可能であるし、その先にはガンとの共存、そして最終的にはガンの根治が待っているのである。

ガンとはどんな病気なのだろうか?

ガンの根治のために、まずはもう一度ガンというものがどのようなものであるかをしっかりと理解することが最も大事だ。

風邪や肺炎のようにウイルスや細菌の感染症のようなものなのだろうか。それとも高血圧や糖尿病などのように生活習慣から起こる慢性的な病気なのだろうか。

62頁の図にも描いてあるが、ガンはどちらかというと慢性疾患に近いものである。毎日1万個近いガン細胞が生まれているが、それを免疫細胞が殺してくれていれば発症はしない。ところが免疫機能が落ちてきてガン細胞を殺すことができなくなるとガンは暴走的に増殖する。

そして現在の医療技術で見つけることができる大きさが大体5㎜程度なので、5㎜程度の大きさになって初めてガンと診断されるのだ。

そして、ガンの不思議なところ、慢性疾患的なところはガン細胞を手術で切って取り除いてもまた再発してくることである。

進行ガンの場合はもちろん再発するし、取り切れたと思っていても数年後に違う場所に再発することもある。これはガンが急性疾患の風邪や結核、肺炎のようにウイルスや細菌を殺せば治るという話ではないことを示している。

ガンは、毎日体内に発生している慢性的な病気なのだ。たまたま、それが大きくなって診断されるからガンとなるが、診断されてもされなくても毎日発生しているのである。もちろんガンにならない人は発生するガン細胞の数が少なくて免疫細胞が十分やっつけられるだけの数だろう。

そして、いわゆるガンになる人は発生するガン細胞の数が多い人、発生したガン細胞を殺す免疫力が弱ってしまっている人だということである。

ガンは慢性疾患と考えたほうがよい

統合医療のガンに関する考え方は慢性疾患に対するそれと同じである。高血圧は放置すると冠動脈疾患になる。だから血圧をコントロールして心筋梗塞や狭心症にならないようにすることが大切であ

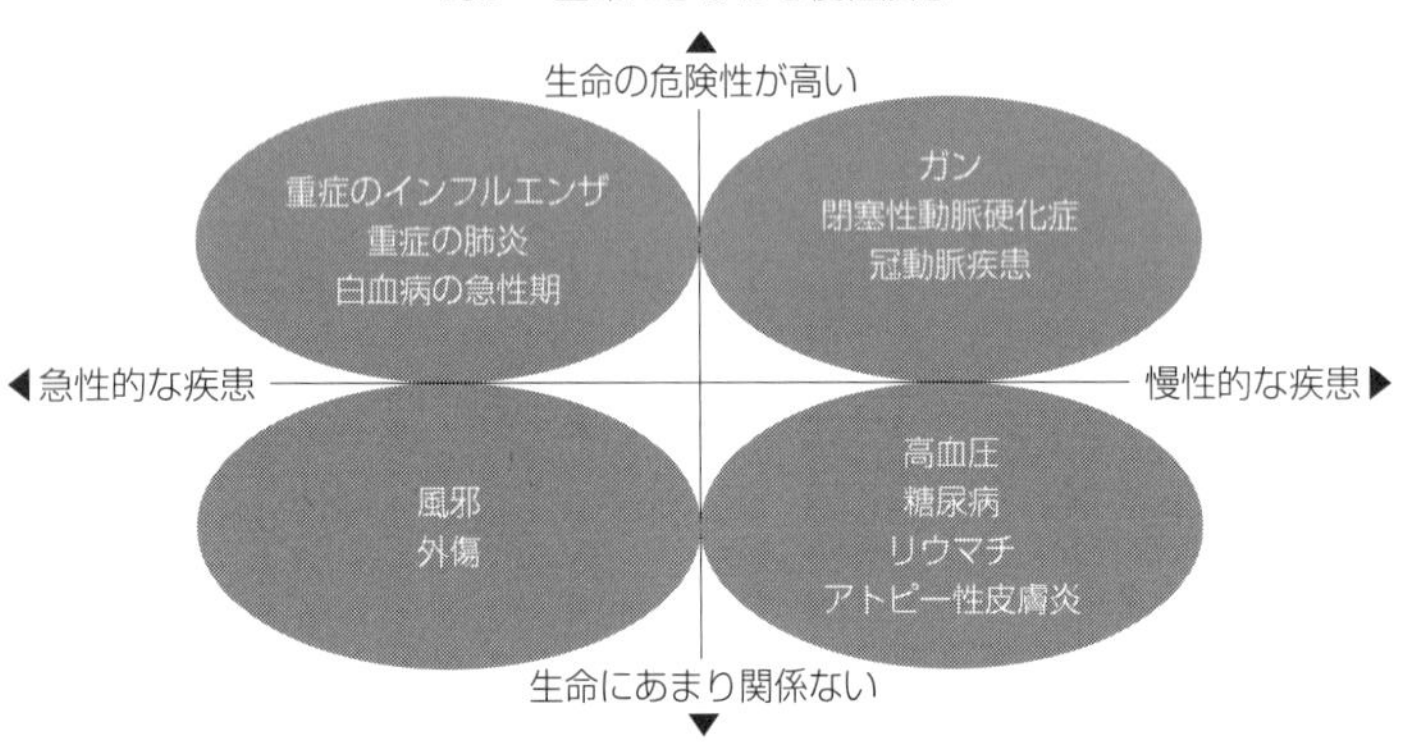
ガン＝生命にかかわる慢性疾患

る。

糖尿病を放置すると動脈硬化が進行し、足が壊疽（えそ）になったり、網膜症といって網膜はく離を起こして失明したりする。腎臓の血管が動脈硬化を起こすと腎不全となり透析の世話になることとなる。これらの合併症を防ぐには血糖値の管理が必要となる。

ガンに対しても同じことが考えられる。ガン細胞は日常的に生まれている。その原因はさまざまであるが、活性酸素の過剰発生や細胞の遺伝子異常、突然変異が起こっても生じる。さまざまな原因でガン細胞は発生するのである。

ガン細胞は発生しては免疫細胞に殺されている。これを毎日繰り返しているが、この免疫系が弱体化したり、ガン細胞の発生数が激増して免疫系が処理できなくなると発病するといわれている。

それを慢性疾患のように管理するためにはガン細胞が発生することを極力抑制し、ガン細胞が発生してもそれを殺すだけの免疫力を日ごろから維持管理することである。

進行ガンや末期ガンから生還する人が成功したのは、ガンを殺すことではない。むしろガン細胞と共存する位に免疫力を高めて、かつ新たなガン細胞が発生することを抑制し、ガン細胞に余分なエネルギーを与えないことに成功しているのだ。

つまりガンとの共存は自分の免疫力とガン細胞の活動性のバランスの上に成立している。

ガン細胞を抗ガン剤で治療しても、なぜガンは再発するのだろうか。ひとつには抗ガン剤で患者さんの免疫力が低下することが大きな問題であろう。

抗ガン剤は、もともとマスタードガスのような毒ガス兵器から作られている。つまり、決してガン細胞だけを殺すようなものではなく、人間の細胞全体を殺す働きを持っているのだ。だから、髪の毛が抜け落ちたり、胃粘膜が障害を受けて食事が取れなくなったりする。最悪の場合は造血細胞が壊されてしまって、白血球が正常に作られなくなり免疫力がなくなってしまう。

そうすると風邪を引いても治らなかったり、ひどくなると「日和見感染」*を起こして肺炎やその他の感染症で命を落とすこともあるのだ。だから、抗ガン剤の投与時に副作用が生じた場合にはクリーンルームに入院になったりする。

これらの副作用は決して珍しくはなく、抗ガン剤を使う以上つきまとうのである。つまり自分の体の正常細胞を障害しながらガン細胞も殺す治療法なのである。

いわば肉を切らせて骨を絶つ治療といえるだろう。しかしながら問題はある程度ガン細胞が小さくなったり消えても免疫力が低下しているから、再びガン細胞が復活してくることがある点だ。むしろ、免疫力が低下しているために毎日発生

日和見感染（ひよりみかんせん）
健康な動物では感染症を起こさないような病原体（弱毒微生物・非病原微生物・平素無害菌などと呼ばれる）が原因で発症する感染症。
通常であればその免疫力によって増殖が抑えられている病原性の低い常在細菌が増殖し、その結果として病気を引き起こすことがある。すなわち日和見感染とは、宿主と病原体との間で保たれていたバランスが宿主側の抵抗力低下により崩れ、宿主の発病につながるものである。

している数千から1万個にも及ぶガン細胞が発生してもそれを押しとどめる力さえなくなってしまうとさえいえるのである。

また、抗ガン剤がもたらした作用で、体の中に活性酸素が発生し、それが新たなガン細胞を作ってしまう点も見逃せないだろう。

ガン細胞の発生については遺伝子異常や体内への毒物の蓄積などが大きな原因として考えられるが、その遺伝子異常は活性酸素によるものと考えられている。つまり、タバコの害であったり、有害金属の蓄積による活性酸素の発生が遺伝子情報を壊してしまうのである。また、細胞の慢性的な炎症が活性酸素を大量に発生させてガン細胞を発生させることも原因と考えられる。

子宮頸ガンの原因がヒトパピロマウイルスであったり、C型肝炎ウイルスが肝臓ガンを発生することは有名だが、これも細胞の慢性炎症が活性酸素を大量発生してガン細胞を作るのだといえる。

すると、ガン細胞が発生することを防ぐためには天秤のバランスを取ってガンを押さえ込む体内環境を強化することが重要である。また、同時にガン細胞が発生しないようにすること、および発生してもそれが増殖する力を削いで行くことが重要である。

バランスを取ってガンを押さえ込む

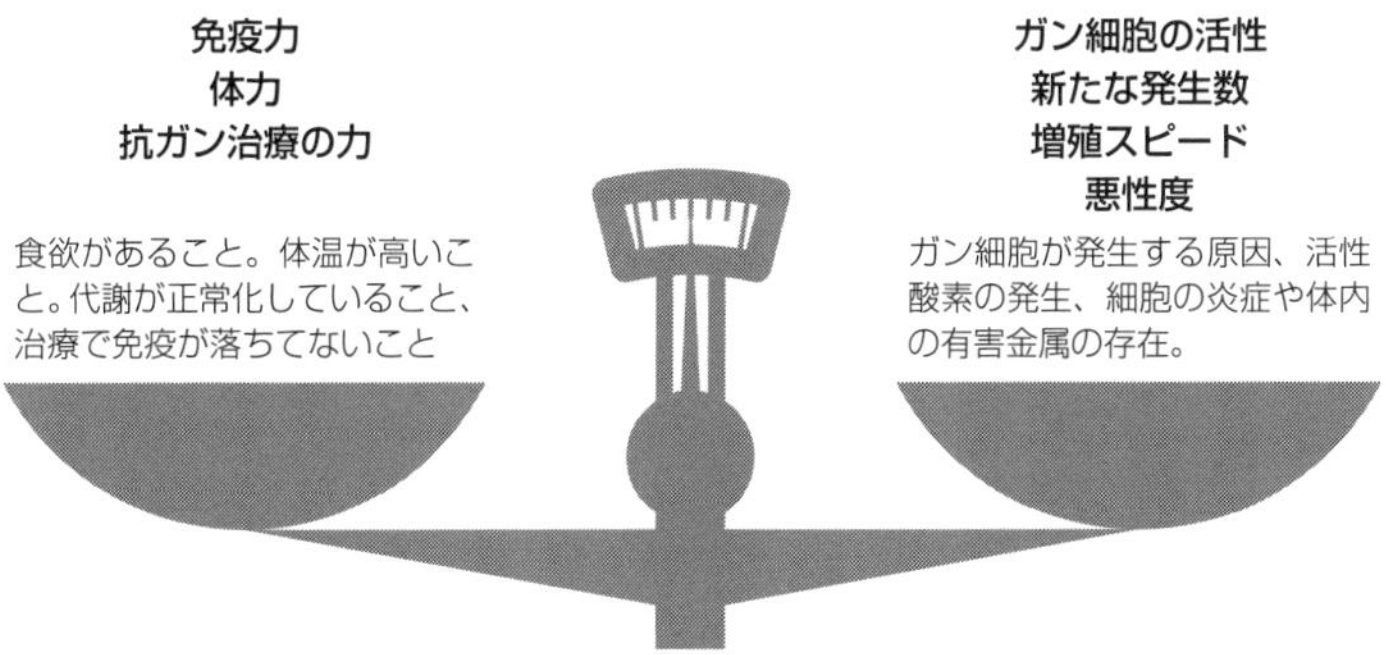
免疫力
体力
抗ガン治療の力
食欲があること。体温が高いこと。代謝が正常化していること、治療で免疫が落ちてないこと
ガン細胞の活性
新たな発生数
増殖スピード
悪性度
ガン細胞が発生する原因、活性酸素の発生、細胞の炎症や体内の有害金属の存在。

そのためには69頁の図で示している左側の力を強化し、右の力を弱体化することが最も大切だと考えられるのである。

では、現在の三大治療はこの図でいうと何をしているのだろうか？

ガン細胞の発生原因を治療する

まず、手術は図の右側のガン細胞を根こそぎ切除するのだからまことによろしい……のであろうか？

根こそぎ切除しても、後から後から発生するガン細胞は手付かずのままであってはならないはずだ。もし発生原因がタバコだったらタバコを中止することであろうし、ウイルスが体内にいればこれを駆除することが大切である。

こうしたガン細胞の発生原因を治療しなければ新たな再発におびえるだけになってしまうだろう。

また、手術によるデメリットは無いのだろうか？　もちろん、手術で受けるデメリットは人間の体の一部分が切除されるのだから、機能が十分に果たせなくなってしまうことも考えなければならない。

胃袋を切除したら食事の消化吸収に著しい障害が生じる。直腸を切除して人工肛門にしたら日常生活が不便極まりないものとなる。他の臓器だって人間にとって不必要なものは盲腸くらいしかないのだから、切除してしまえば何らかの不都合が出てくるのである。

つい先日も相談を受けた患者さんで、子宮ガンで手術したあと腸閉塞になり、胃の一部と小腸を切除した患者さんがいた。その患者さんは毎日下痢を繰り返し食事もまともに取れない日が続いた。そして、術後一年で再発し、そのまま進行してしまった。

もちろん、術後抗ガン剤を使ったのである。使ってガンは減るどころか増えてしまった。腸管の元気がなくなったら人の免疫力は極端に低下する。すると抗ガン剤がガンを殺すよりも消化吸収を邪魔して余計に免疫力を下げてしまい、結論としてガンが増えてしまうのだ。

実際この患者さんはガンが進行してしまった。その後もっと強い抗ガン剤を使ったが、まったく食事が取れなくなり、今は点滴だけで生きている状態である。体重も40kgを切ってしまっている。このような症例では抗ガン剤が裏目に出ている残念な症例である。しかし、実際はガン細胞だけをやっつけようとする治療ではこういったことが往々にして起こるのである。

一般的にいって抗ガン剤治療は使い過ぎたら確実に害になる。免疫力を落とさない範囲で、何とか食事が取れる範囲で使うべきではないだろうか。放射線療法も細胞を焼き殺す治療である点では抗ガン剤と変わりがない。むしろ、抗ガン剤よりも強力である点でデメリットが多いかもしれない。

統合医療の場合は69頁の図の左側に当たる治療をする。つまり人自身が持っている免疫力を向上し、体力をつけ、抗ガン作用はあっても免疫力を低下させない治療法を推進する。そして、ガンになった原因を探りそれを治療する点が通常医療との大きな違いである。

ガンに対する戦略的治療

統合医療の世界では、ガンになる人はその原因を体に持っている人であると考える。タバコを吸っているとか、発ガン性のある薬物などを吸い込んでいる人とか、慢性的にストレスが多くて免疫力が低下している人などが考えられる。

通常医療と統合医療の違い（ガン治療について）

通常医療	統合医療
ガン細胞とともに正常細胞も殺す。免疫力を下げてでもガン細胞を殺す。ガン細胞ができる原因は検査しない。治療しない。進行ガンの場合抗ガン剤や放射線療法では根治できない場合が多い。短期間でガンを殺す強力な力を持っている。ただし、副作用に注意が必要。使いすぎると寿命を短縮する可能性がある。	ガン細胞だけを殺して正常細胞を殺さない。免疫力を上げる。ガン細胞の発生の原因を探りそれを治療する。進行ガンであっても進行が遅くなる、場合によってはガン細胞が縮小する。治療効果がすぐに出るわけではない。ただし副作用はほとんど無い。

一般には活性酸素が発生したら、ガンになりやすいといわれているが、活性酸素はタバコやストレス、発ガン性物質で生じる。

活性酸素を除去する働きは栄養素に多くあり、それが食事療法として応用されているのも事実だ。

これだけを考えてみても、統合医療が体に優しく、延命に効果的であることが理解できるのではないだろうか。また、統合医療と通常医療を組み合わせることでお互いの欠点を補完しあい、長所を生かせることも可能である。

実際、当院での治療経験では統合医療と抗ガン剤などの組み合わせで、予想をはるかに超えて延命している患者さんが何人もいる。

通常医療では、あと数ヵ月の命といわれている人達が、その期限を簡単に超えて元気になっているのだから患者さんにとってはこれほどよいことはない。

また、統合医療だけでも延命され、通常医療ではもう寿命だといわれる期限を越えて元気に生きている患者さんもいる。

私は基本的には通常医療と統合医療を組み合わせて行くほうがよい結果になると思っている。もちろん、患者さんの状態にも大きく拠る。

非常に体力があり、抗ガン剤の効果も出やすい患者さんには統合医療の使い方としては抗ガン剤の副作用を軽減する治療がよいと思われるし、同時にガン自体の発生を抑える原因除去治療が必要である。

また、逆に体力が無くなって進行ガンの場合は、抗ガン剤の使用は極力控え、最低限の抗ガン剤と統合医療の併用がよいだろう。

この場合、統合医療の役目は体力の回復と免疫力の回復、そしてガン細胞の発育の遅延である。実際にどのようにして行うかは後述する。

ガンの原因「活性酸素」を除去する

ガンの原因として先ほど述べたが、もう少し詳しく述べたいと思う。

ガンの発生は細胞レベルでいえば、正常細胞が何らかの遺伝子異常により異常細胞になることである。このときガン抑制遺伝子が正常に働けば抑制されるがうまく働かない場合にはガン細胞が増殖を始める。

また、異常細胞が発生して、自分の免疫反応が弱ければガン細胞は減ることもなく、逆に細胞数が増加し、ガンとして増殖を始める。だから、ガンになるには自分の体にあるガン抑制遺伝子の働きや免疫の働きに異常が起こった場合に発症するのである。

ではどのようなときにこのようなガン抑制遺伝子がうまく働かなかったり、免疫系が働かないということが起こるのだろうか。もちろん、何らかの疾患にてこれらの遺伝子が働かないことがあるが、その原因として活性酸素の働きが関連していることが明らかになってきている。

活性酸素が発生すると人間の体では正常な代謝が妨げられ、免疫系も弱体化すると考えられている。また、活性酸素が体内で発生する理由はさまざまなものがある。以下にそれらを列挙してみた。

■活性酸素が発生する原因

有害物質への暴露（農薬や薬品）

有害金属の体内への蓄積（水銀やヒソ、鉛など）

水道水と塩素が反応してできた次亜塩素酸

工場や車から排出されるガス

タバコの喫煙及び副流煙

放射線の当て過ぎ

大量の抗ガン剤

肉体的ストレス、睡眠不足、炎症
精神的ストレス
激しい運動あるいは労働
アルコール
合成洗剤
医薬品、薬物
食品添加物、殺虫剤、防腐剤、除草剤
電磁波
紫外線

有害物質、農薬や劇薬を扱っている人にガンが多いことは有名であるし、実際私の患者さんにも農家で農薬を長年取り扱っている人は多い。

有害金属に関しては実は魚をたくさん食べる日本人に該当する人が多いことが分ってきている。特にマグロやかつおなどの私たちが日常口にする魚には有害金属、特に水銀などの蓄積が多く見られる。

私のクリニックではガン患者さんに毛髪検査やチャレンジテストを行って金属の蓄積を検査することが多いが、ガン患者さんには必ずといっていいほど有害金属、特に水銀と鉛が蓄積していることが多い。

また、工場排水や排気ガスの吸い過ぎももちろん発ガンの原因になるし、同じようなものでは、なんといってもタバコの害が大きいだろう。タバコを吸ったらガンになりやすいことは統計的にも証明されているのに、いまだにタバコを発売していることは不思議である。また、「発ガン性がある」とタバコのパッケージに表示があるのにそれでも自ら買い求めて吸っている人が多いことも不思議である。何とか止められるように保健医療として政府が取り組んで欲しいものである。

また、大量の抗ガン剤や放射線の過剰な暴露はもちろん細胞を害するだけでなく、遺伝子を傷つけ発ガンの危険性が大きい。

ガンの治療として行う際にも必要最低限の使用にすべきであろう。何しろ、現在の抗ガン剤の効果がガン細胞の縮小率にその効果判定があって、延命期間にその判定が無いこと自体がおかしいといわれている。まさしくそのとおりで、そろそろ抗ガン剤の効果判定も基準を考え直す時期にきているのではないだろうか。

また、ストレスに関してはもちろん大いに関連がある。ストレスをためないことが一番大切だが、いろいろと他人に気を使う人ほどストレスがたまり、実際に明らかな精神的ストレスが原因でガンになる人がいることも事実である。

そんな患者さんたちに「お笑い療法」といって落語やお笑いを観せるという治

療もあるが、ガンと診断されて精神的ストレスにさらされている人にとって、どれだけ効果があるのだろうか。私の考えでは一時的な笑いやストレス発散ではガンを防ぐことはできないような気もする。

一日中楽しい気分でいられることは難しいが、一時的に楽しいよりも、悪い働きをするストレスがほぼ無い状態のほうが、ガンに対して強いのではないだろうか。そのためにはむしろ、人生観においていい加減な部分を持つとか、もっと自由に人生を考えるような訓練、練習、習慣をつけることのほうがよい気がする。

昔、昭和無責任男とかいって植木等さんが演じた映画「無責任男シリーズ」があったが、あのような感じで毎日愉快に生きていればストレスは無いだろうなと思う。また、平成の無責任男である高田純二さんのような、何でも楽しんでしまう姿勢がよいと思う。そう考えると、子供のように、あまり人にも気を使わずに自分が楽しいと思ったことをする生活がよいのである。

最後に食事に関連してだが、食事が原因でガンになることは、今や常識であるといってもいいだろう。

「最も多く肉を食べる女性群は乳ガンのリスクが20%高くなる。閉経後の女性では 64%リスクが増える。」

Taylor EF, et al., Meat consumption and risk of breast cancer in the UK Women's Cohort Study. Br J Cancer. 2007 Apr 9;96(7):1139-46.

これは肉の成分に、何かガンを発生させる成分が入っていることを示唆する有名な論文である。ひょっとすると牛や豚といった家畜を飼育する際の飼料に何か有害な人工的なホルモン剤や抗生物質などが混入しているせいかもしれないし、その他にも肉に含まれている脂肪分が悪いのかもしれない。

統合医療にはガンの治療方法として食事療法があり、中でも最も厳しいゲルソン療法などでは肉類は一切禁止されている。たんぱく質は大豆やその他の物から摂取するというのがその考え方である。というのも大豆の消費に関する論文ではこんなものがある。

「最も多くイソフラボンを摂取する群では乳ガンのリスクが20％低下している」

Qin LQ, J Nutr Sci Vitaminol (Tokyo). 2006 Dec;52(6):428-36.

大豆は日本でも昔は貴重な蛋白源として食べられていたが、現在でも豆腐や納豆として広く食べられている。これらの伝統的な食事にはガンの予防をするメリットもある。

いちいち挙げたら切りがないが、食事の中でも果物と野菜にはガンを防ぐ働きがあることは明らかである。ただし、野菜とフルーツを摂取したらガンが治るというわけではないことは、これも事実なので、ひとつの増悪因子を除去する方法として考えておいたらよいと思われる。

第三章

超高濃度ビタミンC点滴療法との出会い

私が住んでいる田舎では、「ビタミンCによる治療」は、ほとんど知られていない。ほんの少しの患者さんたちがそのガンに対する効果を知って毎日少し治療に来ているのが現実だ。

先日も大学病院で働いている同級生たちと、ガンの治療に関する地方での取り組みの会合に出席してきたが、そこではまるでビタミンC治療など世界に存在しないという前提で話がされていた。

「ビタミンCがガンに効く」この事実がそこには存在しなかった。大学で働いている同級生たちは、現在は大学の診療の中心的存在になっていたが、かれらはビタミンC治療のことを知らないばかりか、頭から効くわけがないと決めつけていて、こちらから話しすることもはばかられるほどであった。

09年10月カンサス州ウイチタ

2009年10月2日、私はビタミンCの世界的研究所、米国・カンザス州ウイチタにある人間機能回復センターに来ていた。ここで、ビタミンCの最先端の研究発表があるからだった。

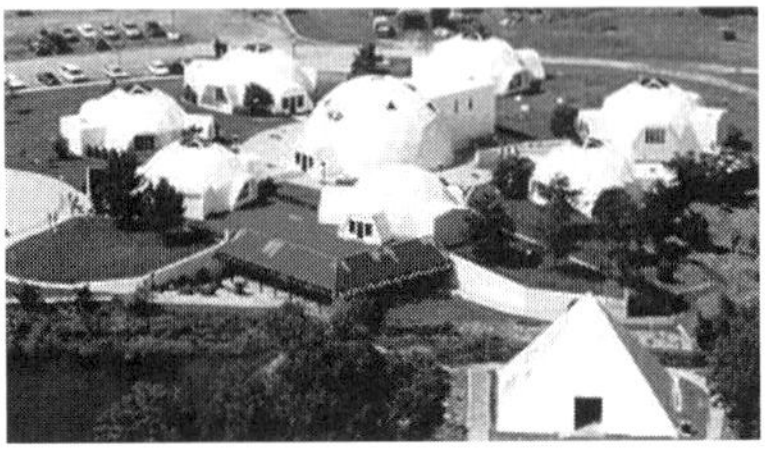
人間機能回復センター

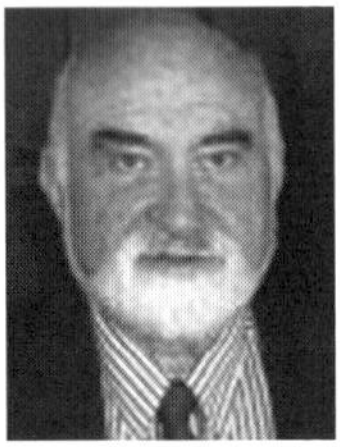
リオルダン博士

ウイチタの人間機能回復センターに入ると、まずその大きさに驚いた。広さは90エーカーというから約11万坪である。そしてその広い敷地の一部に、一部といっても数1000坪はあるだろう、診療と研究のための施設が集まっていた。ドーム型の研究棟、診療棟、そしてピラミッド型の集会所である。

その光景はまさしく驚くばかりのものだった、なにせここが設立されたのが1975年であるから、すでに35年経っているのである。ビタミンCの研究のためにそのためだけに35年前からここで研究と診療が行われているのだった。

元々、この施設の初代所長であり、創設者であるリオルダン博士は、もう50年前にビタミンCの素晴らしさに気が付いていた人だ。

有名な話にこんなくだりがある。まだ学生だったリオルダンが、あるときインフルエンザにかかってしまった。そのときに主治医だった医師がこう言ったそうである。

「インフルエンザはこのまま抗生物質と熱さましを飲んで治すか、ビタミンCを飲んで治すか2種類の方法がある。どっちがいいですか?」

まだ若かったリオルダンは、ビタミンCを選び、その医師のいうとおりの3日間、大した症状もなくインフルエンザは治ってしまった。

それからリオルダンはビタミンCの魅力に取りつかれてゆく。のちにリオルダンが医師になってしばらくしたときにクモにかまれてしまった。そのときに血中ビタミンC濃度を測ったという。ビタミンC濃度はゼロだった。人間の血液中には通常100ミリモル程度の濃度でビタミンCが存在する。まったく無ければそれはビタミンC欠乏症といい、壊血病を引き起こす。

リオルダンの血液中にビタミンCが無くなったのはクモの毒を中和するためである。リオルダンはビタミンCを注射した。毎日10gを注射した。しかし血液中のビタミンは増えなかった。やっと1週間ほどして血液中のビタミンCが増えてきたのだ。その間体調はどうだったかというと、クモに刺された場所は赤くはれ上がり痛みがリオルダンを襲った。そして、腫れと痛みはビタミンCを注射して初めて治まり始めた。

これはビタミンCが体内で炎症を抑える働きをすることを示している。実際、今回の発表でもビタミンCが炎症を抑えることが証明されていた。

この後リオルダンはビタミンCの研究を進めてゆく。そして35年以上も前からビタミンCによるガン治療を行なっていたのだ。

ウイチタには点滴療法研究会の会長である柳澤先生たちと一緒に参加した。当然最新のビタミンC治療の研究発表を聞きに行ったのである。

ウイチタは、アメリカのヘソともいわれている場所である。私はここでビタミ

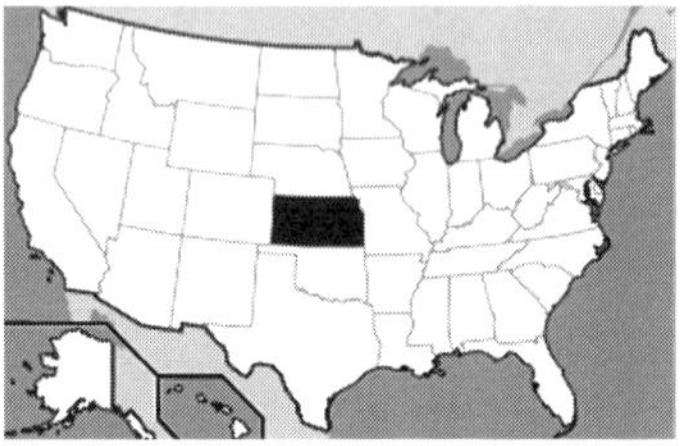

ウイチタ　※Wikipediaより引用

ンC療法が35年前から行われていたと聞いて驚いた。アメリカではカンザスは田舎の代名詞といわれるような場所で、オズの魔法使いの舞台にもなったところだからである。

確かに行ってみると何も無い。そしてアメリカ大陸の真ん中に在り、本当に田舎である。

飛行機で到着したときにも周りには草原が目立つ程度であり、グレートプレーリーの真ん中という学生時代に地理で習った言葉が浮かんできた。街に入ってもあまり光景は変わらない。街の真ん中に多くのゴルフコースがあり、周りは平野が広がっている。ここでビタミンC点滴療法が35年前に行われていた、というか研究所ができたこと自体が奇跡的なことだと思われた。

当時、まだほとんど誰もやってない治療法を研究し、臨床で患者さんたちを治療するために行われていたとは信じがたかった。

日本ではビタミンC点滴療法は研究成果ほとんど発表されていない。むしろ、いまだに変な治療法だという考え方が主流ではないだろうか。私の患者さんたちも大学病院や国立病院、またはガンセンターなどにもかかっているが、ほとんどの患者さんは担当医から「ビタミンCなんて効果が無いからやめたほうがいい」ひどいケースになると「ビタミンC療法をするならうちでの治療は止めてください」と言われるらしい。

日本の医学会はこうした統合医療には固く目を閉ざしているから仕方がないが、患者さんからすればいい迷惑である。世界的には常識になりつつある治療法が、日本では未だに非常識なのだから。

それゆえに治療の機会を失っているのだ。もしこれが大学病院でもアメリカ並みに臨床試験が行われていたり、またアメリカのように1万人以上の医師たちによってこの治療が行われていたらずいぶんとガン患者さんのQOLは違っているだろう。

ビタミンC点滴療法は、ガンに効く

では、このビタミンCがガンに効果があるというのはどこに根拠があるのだろうか。ビタミンCが、ガン治療に効果があるという論文は実は1970年代にも発表されている。

左頁には1976年に発表された論文からの引用を載せた。

Supplemental ascorbate in the supportive treatment of cancer: Prolongation of survival times in terminal human cancer.

末期ガン患者に対するビタミンCのサプリメント摂取は延命に寄与する。

Cameron E, Pauling L.

Ascorbic acid metabolism is associated with a number of mechanisms known to be involved in host resistance to malignant disease. Cancer patients are significantly depleted of ascorbic acid, and in our opinion this demonstrable biochemical characteristic indicates a substantially increased requirement and utilization of this substance to potentiate these various host resistance factors. The results of a clinical trial are presented in which 100 terminal cancer patients were given supplemental ascorbate as part of their routine management. Their progress is compared to that of 1000 similar patients treated identically, but who received no supplemental ascorbate. The mean survival time is more than 4.2 times as great for the ascorbate subjects (more than 210 days) as for the controls (50 days). Analysis of the survival-time curves indicates that deaths occur for about 90 % of the ascorbate-treated patients at one-third the rate for the controls and that the other 10% have a much greater survival time, averaging more than 20 times that for the controls. The results clearly indicate that this simple and safe form of medication is of definite value in the treatment of patients with advanced cancer.

アスコルビン酸代謝は、悪性疾患を治癒する多くの機序と関係している。ガン患者はアスコルビン酸を有意に消耗する、そして、我々はこの生化学的な特徴は体の耐性強化のために実質的に増加したのだと考えている。臨床試験の結果は、１００人の末期のガン患者がサプリメントとして毎日ビタミンC摂取した臨床試験である。これらの試験は同様に末期ガンの患者 1000 人がビタミンCを摂取しなかった例を比較して行われた。平均生存時間は、ビタミンC摂取群が平均で 210 日、ビタミンCを摂取しなかった群が 50 日と、約 4.2 倍以上延命している。寿命曲線の分析によるとビタミンCを摂取してる患者の 90%は対照軍と比べて死亡率が 3 分の 1 であった、そして残りの１０%に関してはより長い死亡率､平均で２０倍もの延命期間であった。結果は、この単純で安全なビタミンCを摂取するという治療が進行ガンの患者にとって明らかに有意義であることを示している。

Supplemental ascorbate in the supportive treatment of cancer: reevaluation of prolongation of survival times in terminal human cancer.

末期ガン患者の延命においてビタミンCのサプリメント投与の再評価について

Cameron E, Pauling L.

A study has been made of the survival times of 100 terminal cancer patients who were given supplemental ascorbate, usually 10 g/day, as part of their routine management and 1000 matched controls, similar patients who had received the same treatment except for the ascorbate. The two sets of patients were in part the same as those used in our earlier study [Cameron, E. & Pauling, L. (1976) Proc. Natl. Acad. Sci. USA 73, 3685-3689]. Tests confirm that the ascorbate-treated patients and the matched controls are representative subpopulations of the same population of "untreatable" patients. Survival times were measured not only from the date of "untreatability" but also from the precisely known date of first hospital attendance for the cancer that eventually reached the terminal stage. The ascorbate-treated patients were found to have a mean survival time about 300 days greater than that of the controls. Survival times greater than 1 yr after the date of untreatability were observed for 22% of the ascorbate-treated patients and for 0.4% of the controls. The mean survival time of these 22 ascorbate-treated patients is 2.4 yr after reaching the apparently terminal stage; 8 of the ascorbate-treated patients are still alive, with a mean survival time after untreatability of 3.5 yr.

この臨床試験は一日 10g のビタミンCをサプリメントとして与える治療を通常の治療に加えて行われた 100 人の末期のガン患者とビタミンCを投与しないこと以外はまったく同じ治療を行った１０００人の同様の条件の末期ガン患者との比較において行われた。
この患者の２つ群は我々の初期の研究［キャメロン、E. 及びポーリング、L.（1976）会報全米科学アカデミー米国 73、3685-3689］の患者と一部重複がある。臨床試験は、ビタミンC治療をうけている患者と比較対照された患者集団はともに「治療不可能な」ガン患者であったことが確認されている。寿命は、治療ができなくなった日付からだけ測定されたのではなく、末期ガンだと最初に病院で診断された日付から測定した。ビタミンC治療をうけている患者が、平均生存時間を対照のそれより約 300 日延長することが分かった。治療不可能との診断から１年以上延命している患者はビタミンC治療している患者の 22%におよび、対照群では 0.4%であった。これらの２２%の人々の平均生存期間は明らかに末期となってから２．４年であり、これらのビタミンC治療を行った人の８%はいまだに生存しており、治療不可能と診断された後平均で３．５年生存している。

1970年台にノーベル賞を2回受賞したライナスポーリング博士とイワンキャンメロン医師によって発表された。

要旨は100人の末期ガン患者にビタミンC点滴10gと毎日10gのビタミンCのサプリメントを投与し、同じく末期ガンの治療不能な患者と比較した研究である。

意図的に抹殺された「ビタミンC療法」

結果はビタミンCを投与した患者とそうでない患者の余命は平均でそれぞれ210日と50日であり、ビタミンCを投与した患者はその余命が4.2倍であった。

また、生存曲線を分析して分かったことは、ビタミンC投与群の90%の患者は非投与群に対して死亡

ビタミンC投与とガン患者の生存日数

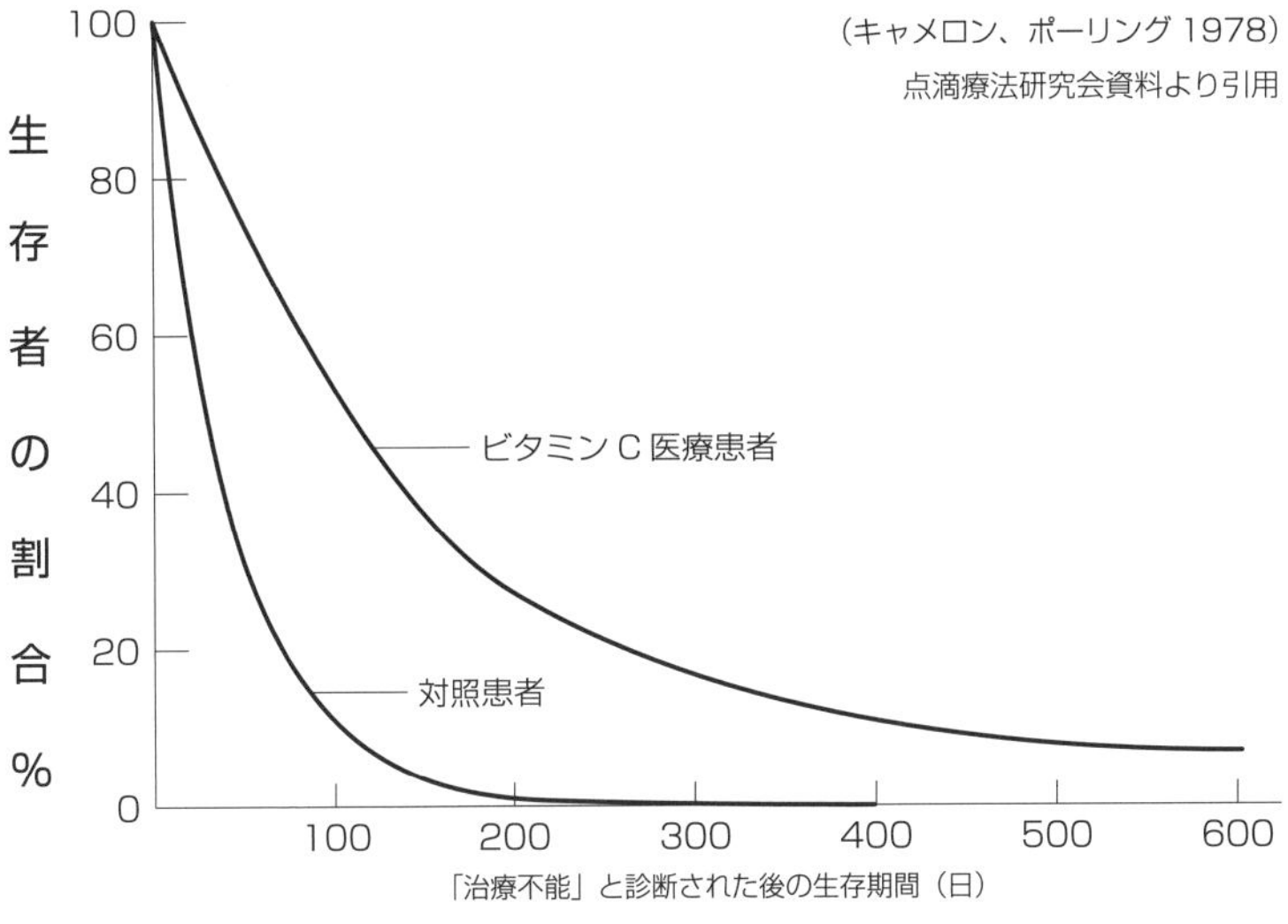

率が3分の1であり、残りの10%の患者は非投与群に対して20倍以上の生存期間であったのだ。

これほど簡単な治療で、これだけ生存期間が延長するのだから、それまで抗ガン剤の治療や放射線療法の治療を専門にしてきた医師たちが感情的な反感を覚えたのも仕方がないことかもしれない。

当時のアメリカの医学会は、まだまだ保守的であったために意図的にこの論文を毀損（きそん）するような論文が発表された。

「ビタミンCには効果が無い。ビタミンCには延命効果も無い。ガンはまったく治らない」といったものであった。

そして、世間は権威的な学者が意図的に「いんちき」な論文を書いてもそれを認めてしまった。現在の日本の状況も同じではないだろうかと私は思う。

ライナス・ポーリングは、もちろん反論したが、その反論は取り上げられることもなく、ポーリングは「いんちき」呼ばわりされて晩年を過ごすことになったのだ。ただ、患者たちはこの成果を見逃すことはなく、次にこの治療法が「超高濃度ビタミンC点滴療法」として認知されるまでアメリカではコツコツとやり続けられていた。そして、アメリカでは現在では1万人もの医師たちがこの治療法を取り入れてガン治療を行っているのである。

今の日本では、先駆的な医師たちによってのみ、このビタミンC点滴療法は支持されているが、圧倒的多数の保守的な医師たちは、未だにビタミンCには効果が無いと思っている。ビタミンCには、抗ガン剤の作用を増強し、副作用を緩和する働きもあるのに、抗ガン剤と一緒に使うと抗ガン剤が効かなくなる、と迷信じみたことを言う医師もいるのである。

栄養療法には無限の可能性がある

しかし、この栄養剤による治療の研究はまだまだ先があり、ビタミンCだけではなく、ビタミンAやビタミンE、そしてセレニウムや亜鉛などの栄養素、ビタミン、ミネラルを摂取することで更なる延命が見られたという研究結果がある。

◆The Hoffer Cancer Regimen

Dr.Abram Hofferは、1978年より始め、15年に及んだ134人の進行ガン患者（末期ガン）
平均生存月数が2.6ヵ月から45ヵ月へと延長した。

Dr.Hoffer's vitamin redox regimen
ビタミンC：１２０００mg（最高４００００）
β－カロチン：３００００IU
セレニウム：６００mcg
ビタミンE：３００IU
ビタミンB群：B50～B１００
亜鉛：60mg

（点滴療法研究会資料より）

これはカナダの医学者であるアブラム・ホッファー達が行った研究であるが、末期ガンの患者１３４人に対してビタミンC、βカロチン、セレニウム、ビタミンE、ビタミンB群、そして亜鉛を投与した研究である。

そして非投与群との比較を調べてみたところ平均で17倍の生存期間の延長が認められた。これなど単独投与したビタミンCよりも平均の生存日数が長いことなど驚きである。つまり、抗酸化力の強いビタミンCは寿命を延長するが、さらに複数の抗酸化力を持った栄養素などを投与すると、さらに寿命が延長することを示している。

一般に我々が食事から摂取できるビタミンCの量は一日100mgといわれている。それから比べると一日ビタミンC12gというのは120日分を毎日摂取しているというから大変な量である。もちろんこれはβカロチンやビタミンEにも同様に当てはまる。

比べてみると分かるが大量の栄養素を摂取しているのである。βカロチンは一日所要量の約15倍(変換効率、吸収率を考えない場合)、セレニウムは約10倍、ビタミンEは30倍、ビタミンB群は50倍から約100倍である。亜鉛は約6倍とかなり大量に摂取している。

しかし、逆にいうと一日の所要量を摂取した程度ではガンの延命作用は出て来ないとも考えられる。ただし、この量はあまりに大量であるため医師の指導の下に摂取する必要がある。副作用が出現した際に中止しなければならない恐れもあるからだ。

一日に必要な栄養所要量(成人:18～69歳)

ビタミンA	男:2000IU 女:1800IU	カルシウム	600mg
ビタミンB1	男:1.1mg 女:0.8mg	リン	700mg
ビタミンB2	男:1.2mg 女:1.0mg	カリウム	2000mg
ビタミンB6	男:1.6mg 女:1.2mg	マグネシウム	男:300～320mg 女:250～260mg
ビタミンB12	2.4μg	鉄	男:10mg 女:10～12mg
ビタミンC	100mg	亜鉛	男:11～12mg 女:9～10mg
ビタミンD	100IU 妊婦:300IU	銅	男:1.8mg 女:1.6mg
ビタミンE	男:10mg 女:8mg	セレン	男:50～60μg 女:45μg
ビタミンK	男:65μg 女:55μg	ヨウ素	150μg
ナイアシン	男:17mg 女:13mg	食物繊維	20～25g
葉酸	200μg		

※「第六次改訂　日本人の栄養所要量
食事摂取基準(厚生省保健医療局)」による。

そしてこのホッファーの栄養療法を受けた患者のガンのタイプを記載すると以下のようになる。

注目はすい臓ガンである。通常、すい臓ガンの末期進行ガンでは5年生存率はほぼ0%、多くの患者さんが半年前後で亡くなるといわれている。その中で40ヵ月、約3年半の延命をなしえているのは奇跡的であるといえる。

このように栄養素でガン患者の治療をすることはまだまだ大きな可能性を秘めているといってよいだろう。

この研究の先にあるのはこういった疑問である。

「どうして抗酸化栄養素によって寿命が延びるのか?」

「抗ガン作用があるのだろうか?」

しかし、残念なことに単なる抗酸化物質に抗ガン作用、つまりガン細胞を殺す働きはない。

ビタミンCの高濃度のものにはあるが（これは後に述べる）通常我々が口から摂取するビタミンCなどのレベルではガン細胞を殺す働きは期待できない。となると、末期ガンの患者さんたちがこのような栄養療法で延命する理由はなぜだろう。

ガンのタイプと栄養の関係

ガンのタイプ	栄養有りの場合の余命月数	栄養なしの場合の余命の月数
乳ガン	70	3.7
子宮ガン	99	4.0
卵巣ガン	16	3.6
肺ガン	17	2.0
膵臓ガン	40	2.4
すべて含む	45	2.6

J of Orthomolecular Med 1990 and 1993

実は、ガンの発生を抑制する働きがあるからガンが進展しなくなるのである。つまり、ガン細胞といえども細胞である以上、寿命がある。我々の皮膚が垢になり取れて行くようにガン細胞も自然に死んでゆく。

しかし、後から後からガン細胞が発生してくるから、またはガン細胞がどんどん分裂増殖してくるからガンは増えて行くのである。

そこで、ガンが発生する根元を治療するのであり、その働きがこの抗酸化物質にあると考えられるのだ。またはガン細胞が無限に増殖していくことを抑える働きがあると考えられるのだ。

ガン細胞に関する画期的な解説

この考え方は２００９年10月にアメリカカンザス州のウイチタでXiaolong Meng, M.D.（Biocommunication Research Institute）によって発表された。

この章の冒頭にも書いたが、私は幸運にもこの発表をこの目で見る機会に恵まれたが、発表が終わったときに聴衆の医師たちから大きな歓声と拍

抗酸化物質の働き

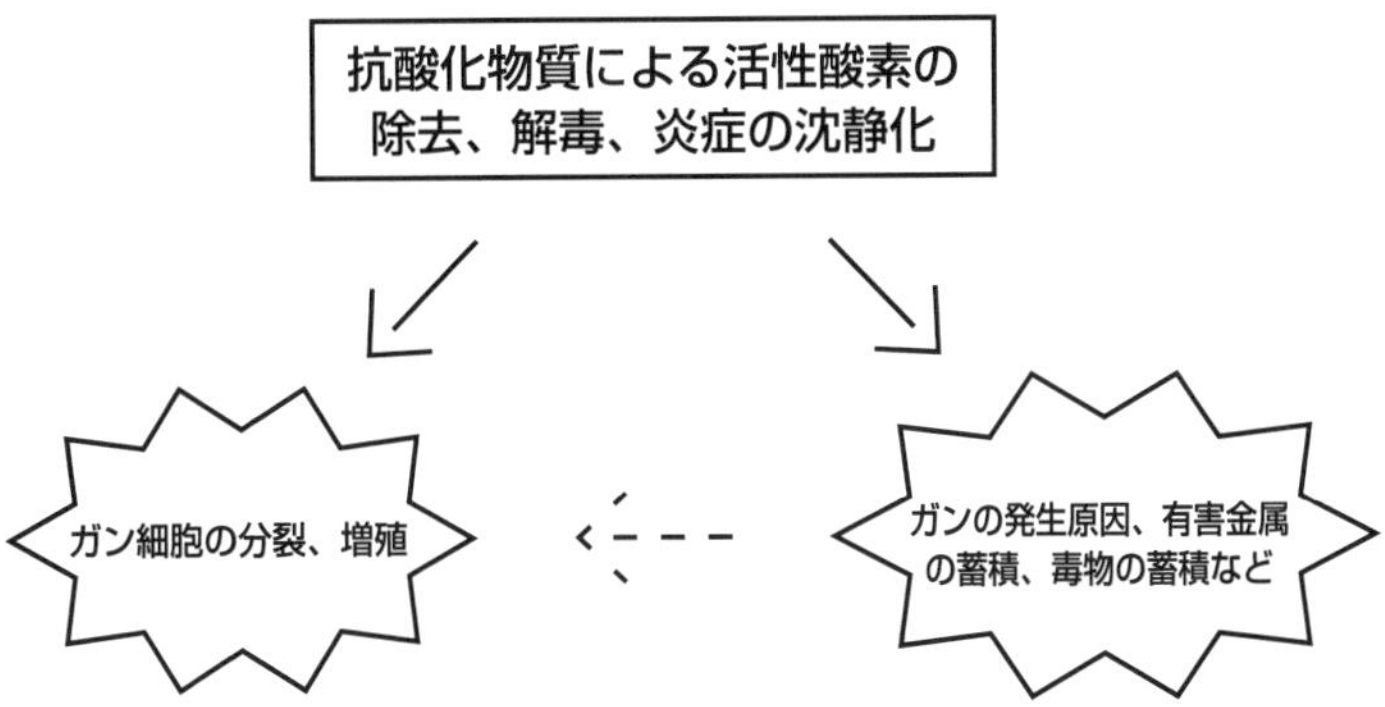

手が上がったときの興奮をいまだに覚えている。

　彼の研究によると「ガン細胞は創傷の治癒機能を持っている」のである。ガン細胞は細胞が創傷を持っているとそれを治癒するために働いてさまざまな生理活性物質を分泌する。

　また、一般に分かっているように細胞の創傷はガンの発生原因になる。

　例えばタバコによる肺の炎症は肺ガンになるし、大腸や胃の炎症は大腸ガンや胃ガンの発生につながっている。また、子宮頚部のＨＰＶウイルスによる炎症は子宮頚ガンを引き起こすことは有名である。しかし、実はガン細胞はこれらの炎症を修復する作用があり、炎症が継続して起きているとガン細胞も増殖して行くのだ。

　となると細胞の炎症が治まるような環境を作ってやれば、ガン細胞の発生は停止するのではないだろうか。実際このホッファーの研究では細胞の炎症が抗酸化物質で止まったことを想像させる。

　例えば体内に有害金属が蓄積するとその周囲で炎症が始まる。その金属を自力で解毒してしまえば問題ないが、解毒できずに体に有害金属が蓄積したままだと炎症は遷延し、そこからガンが発生するのだ。水銀やベリリウムは明らかな発ガン性物質であり、このことでも説明がつく。

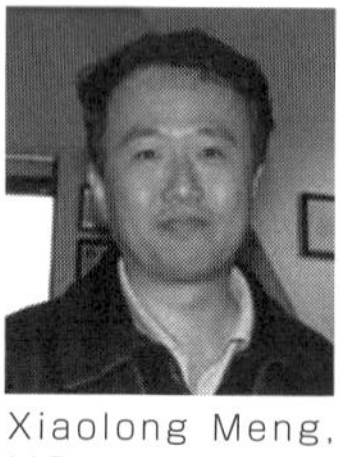

Xiaolong Meng, M.D.

似たようなことに、胎生期の細胞は腫瘍マーカー*であるCEAという蛋白を合成する。これは正常の胎児の細胞とガンとのかかわりを示すものであるが、ある意味、細胞の成長因子でもある。そして、ガン発生遺伝子（Oncogene）はガンの発症に関連しているし、妊娠、胎生期の成長、成長因子の生成でもこのガン発生遺伝子が発現する。するとガンの発症とこれらの炎症、胎児の発育、妊娠などは何らかの関連があると考えられる。

炎症を抑制するためにもガン細胞は働いているし、胎児の成長においてもガン細胞は重要な働きを持つ可能性がある。ひょっとしたら何か我々が胎児から成長する過程においてガン細胞が何か助けをしていることも考えられるのだ。

これらのことからガンに対する新しい考え方が生まれている。つまり、ガンとは炎症や創傷治癒過程において増殖するのだ。だから、ガン細胞が増殖しない環境を作ってやればガンは治ってしまうのだという考えである。

だから、もしガン細胞が創傷治癒過程の機能を持った細胞ならば、治療としてはガン細胞を殺すことよりも体内で起きている炎症や創傷を治癒することが大事である。と考えられる。また、ガン細胞を殺す治療で炎症が起きれば（抗ガン剤や放射線療法はまさしくそうである）それは根本治療にはならず、逆にガンの発生をうながすと考えられる。

腫瘍マーカー（しゅよう――／tumor marker)

ガンの進行とともに増加する生体因子のことで、主に血液中に遊離してくる因子を、抗体を使用して検出する臨床検査のひとつ。また、生検検体や摘出された腫瘍の病理組織標本を免疫染色し、腫瘍の確定病理診断や組織型の鑑別に用いられる。多くの腫瘍マーカーは健康人であっても血液中に存在するので、腫瘍マーカー単独でガンの存在を診断できるものはPSA（前立腺ガンのマーカーに用いる）など少数であるといわれている。しかし、ガン患者の腫瘍マーカーを定期的に検査することは、再発の有無や病勢、手術で取りきれていないガンや画像診断で見えない程度の微小なガンの存在を知る上で、確実ではないが有用な方法である。

つまり、「ガンの治癒過程は炎症を抑え、創傷治癒がガンの治癒なのであるからそれを無視してガン細胞を殺す治療をすると、ガンは再び再燃してくる」という説であるが、この説に従うと超高濃度ビタミンC点滴療法はまさしく創傷を治癒し、ガン細胞がこれ以上増殖する必要の無い環境を作っているのである。

さらにXiaolong Meng, M.D. はこう続けた。「超高濃度ビタミンC点滴療法で投与するビタミンCは、ガン細胞を殺すためではなく、ガン細胞が成長する必要の無い創傷ゼロの環境を作る量を投与するべきである」。

創傷のない環境を作るためにほかの栄養素やさまざまな健康因子もバランスをとる必要がある。つまり超高濃度ビタミンC点滴療法だけでガンを治癒することはできないのである。

投与するビタミンCの量は患者個々に違っており理想的なバランスをとるべきである。そのために各種栄養素、免疫因子、などのバランスをとる治療が必要である。

Xiaolong Meng, M.D. が具体的に示唆した治療法とは栄養療法、サプリメント摂取、デトックス（重金属の解毒）、運動療法、精神療法、スピリチュアルな治療、などを統合的なプログラムである。

そのためには血中のビタミンB群、ミネラル、コエンザイムQ10、リコペン、グルタチオン、酸化還元バランス重金属の蓄積などの検査が必要である。

現在私のクリニックで行っている統合医療的なアプローチはまさしくこの栄養療法であり、有害金属の解毒療法であるキレーション治療（点滴によって体内から有害金属を排出する方法）である。また、温熱療法を中心に免疫細胞療法や鍼灸治療などを組み合わせている。

日の目を見る「超高濃度ビタミンC点滴療法」

この治療が日の目を見ずに埋もれてしまっていた、ということは先ほど述べた。しかし、現在この治療法が明確なエビデンス（証拠）を持ち、多くの医師たちから指示されるようになったのは、次に記す学会発表を契機としている。そして、それは『ＰＮＡＳ』という医学雑誌に次の表題で発表された。

Pharmacologic ascorbic acid concentrations selectively kill cancer cells: Action as a pro-drug to deliver hydrogen peroxide to tissues.（Volume 102:13604-13609 September 20, 2005）

「薬理学的高濃度のアスコルビン酸は選択的にガン細胞を殺す―組織に過酸化水素を運ぶプロドラッグとして（１０２巻：13604-13609　２００５年９月20日）

ポイントは、「濃度が濃いビタミンＣは、ガン細胞だけを殺して正常細胞を殺すことはない」という点にある。

これだけ聞いても嬉しい内容だ。ガン細胞を殺して正常細胞も傷つけるから抗ガン剤は嫌われているし、放射線療法も副作用が恐れられているのだ。その点ビタミンＣなら安心ではないか。

おまけにこの論文は発表したのがアメリカの国立衛生研究所、国立ガン研究所、食品医薬品局薬品評価研究センターの研究者だったことから、権威的である医師たちも、一般の患者たちも驚きを隠せなかっただろう。

かつて、ライナス・ポーリング達が発表した論文を毀損した学者と同じ立場の学者もこの論文には反論できなかったようである。おまけにこの論文はインターネットで検索すると誰でも読むことができる。かつてのように論文審査でポーリングの反論論文を掲載しない、といった措置も取れなかったため、ビタミンＣ反対勢力も目をつぶるしかなかったようである。

そして、さらに関連論文はどんどんと後を追いかけて出てきた。確かに試験管の中ではガン細胞を殺しても人間ではどうなのか？　それが最も大切であり、最も患者、そして治療に当たる医師にとっても関心がある。その関心を読み取るかのように続々と論文が発表された。

同じく『ＰＮＡＳ』に発表された論文は、マウスに関する実験だった。

Pharmacologic doses of ascorbate act as a prooxidant and decrease growth of aggressive tumor xenografts in mice. 2008 Aug 12;105(32):11105-9.

これは「薬理学的高濃度のアスコルビン酸はプロオキシダント*作用によりマウスの進行性腫瘍移植片の成長を抑制する」ということをいっている。つまり、高濃度のビタミンCはマウス（しばしば人間での研究実験の前に使われる、ネズミの一種）の進行ガンの成長を止めたということである。

つまり、実験的にも試験管の中でガン細胞の成長を止めたし、マウスでもガン細胞の成長を止めることができたのである。

この論文はアメリカ国立衛生研究所、アメリカ国立癌研究所、カンザス大学メディカルセンターの研究者によって発表されている。

このころから日本にも、ビタミンC点滴療法は入って来るようになった。

プロオキシダント（pro-oxidant）
酸化促進剤

「点滴療法研究会」について

ここで私が所属している「点滴療法研究会」について話したいと思う。この研究会は２００７年の年末から活動をしている統合医療の研究会である。会長は、当時杏林大学の教授であった柳澤厚生先生である。

私はふとしたことから先生にお会いし、この治療法について直接教えてもらった。それまで私はビタミンＣがガンに効いたことも知っていたし、論文も知っていたが、実際に血中濃度が３５０〜４００mg／dlにもなる、浸透圧の高い点滴療法を、具体的にどのように行うのかを知らなかった。それを教えてくれたのが柳澤先生である。このことは、私にとって驚愕のでき事だった。

それまで自分が医師として関心を持って取り組んできた栄養療法が、本当に効果のある方法として身に付き始めた瞬間であった。

実は、私は１９９８年頃から千葉市で「ビタミン外来」という外来を始めていた。それは、ビタミン剤を使っていろんな病気を治療する外来であった。実際には、ビタミン剤を使って健康維持を促進する健康教室といったレベルであったのだが。当然、難病は治らないし、ガンなど治療する方法も良く分かっていなかった。

そして、当時私と共にこの外来を始めた佐藤務先生と一緒に、アメリカ人の医師達が書いた栄養療法の本を読んで実践する日々だった。

あの頃、医学の世界では栄養療法に関して、まだまだ知られておらず、アメリカの医師達が理路整然とエビデンスに基づいた治療法での治療報告をしている本を読んで驚いていた。

日本においては英語で医学文献を翻訳できる一部の翻訳者たちが書いた栄養療法に関する本が、我々の唯一の知識源であった。ちょうどＩＴ革命の時期であり、インターネット上でさまざまな治療法が（英語ではあったが）掲載され始めていた。

それから約10年経って、私はアメリカから直接日本に入ってきた本当の治療法と出会ったのだ。それは私にとっては大きな驚きであり、また恵みでもあった。それ以来、私は渡米を繰り返し、アメリカで行われる治療法を具体的に学べる環境に身を置くことができるようになった。

柳澤先生の存在がなければ、私は今のように統合医療の本道を歩むことはなく、いまだに健康増進の道を歩いていたと思う。

やはりこの治療に出会ってからは難病に立ち向かって行く大きな武器を手に入れた気がするし、実際に患者さんたちを治すことが医師にとって最大の喜びであることを認識できたと思っている。

点滴療法研究会に入ってからしばしば海外へ行くこととなった。
２００７年11月：ＡＣＡＭ・アリゾナ州フェニックスではキレーション治療の研修。
２００８年３月：カナダトロント、Integrative Health Seminars
２００９年５月：モントリオール、International Orthomolecular Medicin
　同10月：カンサスウイチタ、1st Annual Riordan IVC and Cancer Symposium

これらの海外の学会活動は、日本では考えられないくらいの、実践的で新しい知識を得るには最適の場所である。おそらく日本でこういった学術的なセミナーや学会が行われるには、少なくとも10年はかかるのではないだろうか。

どうして海外の学会に参加するのかというと、これらの学会ではその背景に統合医療に関して学術的な研究が行われていることが挙げられる。

つまり、我々が日本で細々と本を読んで臨床で試していたレベルではなく、きちんとした実験データや遺伝子検査などの検証が行われており、それをベースに臨床試験や臨床での治療報告がなされているのである。

日本でも点滴療法研究会では、年間を通じて海外の統合医療の専門家たちを招いて新しい知識を共有するための勉強の場を設けてくれている。このような場所

ＰＥＴ検査

ＰＥＴは「ポジトロン・エミッション・トモグラフィー」の略で、日本語では陽電子放射線断層撮影という。

活発なガン細胞は、正常な細胞に比べて通常３～８倍近くのブドウ糖を体に取り込んで消費するので、その性質を利用して検査を行う。ブドウ糖によく似た構造のＦＤＧ（フルオロデオキシグルコース）という薬剤を注射した後、それをＰＥＴ装置で撮影し、ＦＤＧの集まり方を画像化して診断する。早期ガンの発見に優れている上に、広範囲の部位（眼窩～大腿部）を一度に検査できるので、予期せぬところに生じたガンの転移や再発を発見できることが多い。

に出かけて実際に治療を行っている医師たちから、生の声を聴くことが最高の勉強になるのである。

下の図は私が柳澤先生から初めて教えていただいた先生の治療した症例である。43歳の男性で悪性リンパ腫の患者である。PET*検査でソケイリンパ節、腹部リンパ節、腋下リンパ節にガンがあったが6ヵ月間、週に2回の点滴を行い、腹部のリンパ節以外のものは消えてしまっている。これだけでもすばらしい治療経過である。

この症例では抗ガン剤を一切使っていないことも特記事項であろう。患者の希望で超高濃度ビタミンC点滴療法だけを行ったのだ。

その他にもビタミンC治療が有効だという症例報告は全世界で2万件あるとも3万件あるともいわれている。それだけたくさんの治療報告があるのだ。

柳澤厚生先生から示された症例

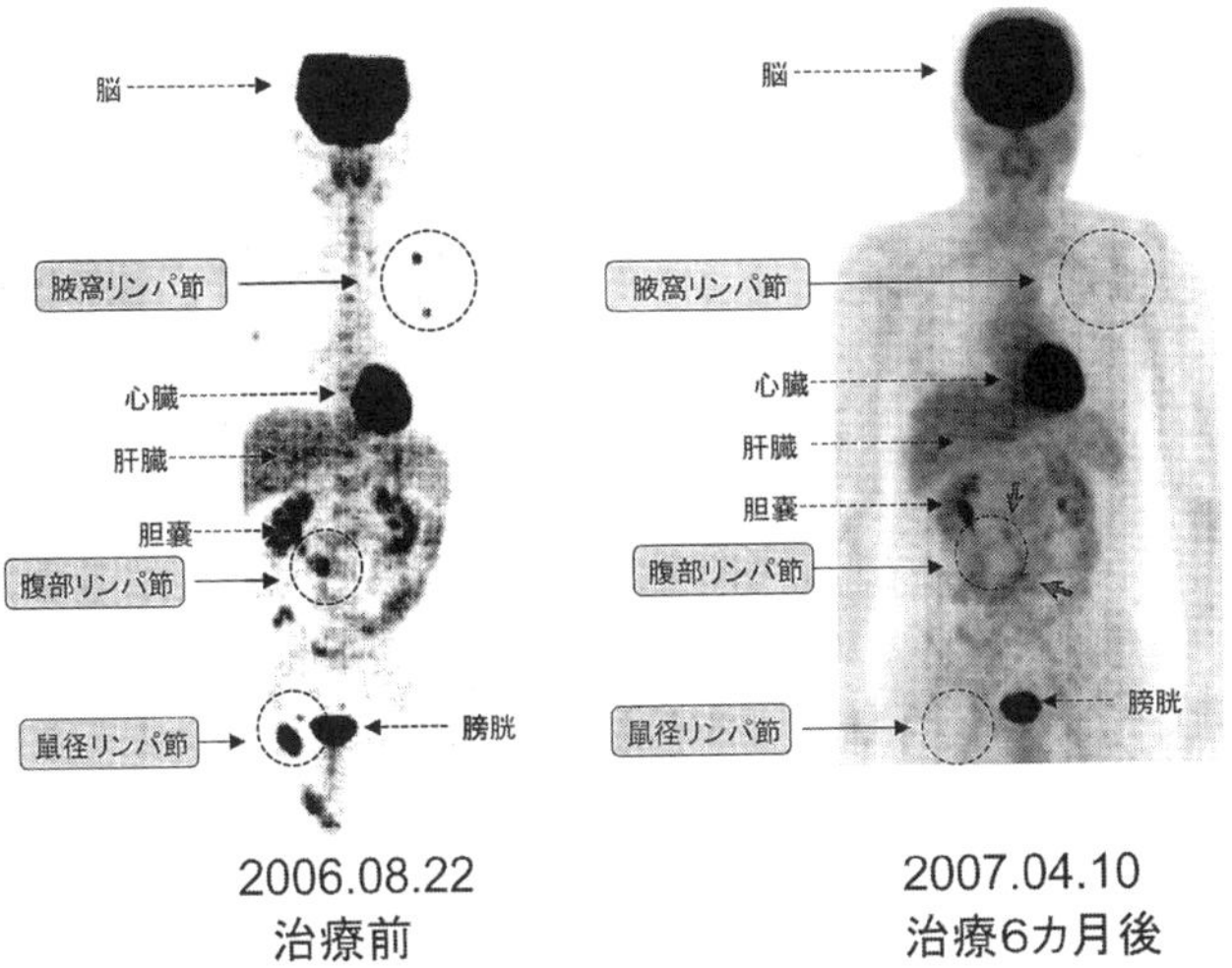

患者のＱＯＬ（生活の質）を向上するビタミンＣ療法

ビタミンＣ点滴療法には、抗ガン作用以外にもすばらしい作用があることを報告しなくてはならない。それは患者さんのＱＯＬが上がることである。つまり、抗ガン作用があっても抗ガン剤のように免疫力が低下したり、髪の毛が抜けたりはしないということである。これについては韓国の医師会雑誌に発表されたビタミンＣ点滴療法についての報告がある。

「Changes of Terminal Cancer Patients' Health-related Quality of Life after High Dose Vitamin C Administration. Hwan C et al: J Korean Med Soc 2007;22:7-11」

という表題で発表されているが、内容は「末期のガン患者39人に1週間に2回のビタミンＣ10ｇ点滴投与と4ｇの経口投与を行ったところ、全身倦怠、易疲労感、痛み、不眠、食欲不振が有意に改善し、総合的健康度スコアが増加した。韓国医師会雑誌２００７」というものである。

このガン自体の副作用はビタミンC点滴でかなりよくなる。これは臨床でも私自身毎日体験していることである。患者さんは一様に点滴をしたら体調がよくなるといわれる。また、こういう作用があるから抗ガン剤や放射線療法との併用が最も望ましいと考えられている。

つまり、抗ガン剤や放射線療法での副作用を超高濃度ビタミンC点滴療法が緩和すると考えられているからである。

通常は抗ガン剤を使用すると数日後には食欲が無くなり、吐き気が出てくることがよくある。抗ガン剤によっては脱毛や皮膚への色素沈着、骨髄抑制による白血球の減少とそれによる免疫力の低下、赤血球の減少による貧血、血小板の減少による出血傾向などがある。

いずれも抗ガン剤の強い細胞障害性によるものであるが、ビタミンCはこれらの副作用をかなり緩和する力がある。

そう考えると超高濃度ビタミンC点滴療法はある意味理想の抗ガン剤といえるのではないだろうか。特徴を列記してみよう。

・抗ガン作用
・免疫力の向上

・副作用の軽減
・ガンの根本的解決

超高濃度ビタミンC点滴療法の適応

そしてこの治療法はほとんどすべてのガン細胞の治療に適応がある。現在までに報告があったガンは、ほとんどすべてのガンに及んでおり、これからますますその詳細が分かるようになるだろう。

ちなみに、私が２００９年に参加したカンサス州ウイチタにある人間機能回復センターではその創設者であり、ビタミンC治療と研究に多大な功績を挙げた初代所長のヒュー・リオルダン医師の名前を取ってビタミンC点滴療法のリオルダンプロトコール*というルールを作っている。

ビタミンC点滴療法の適応は次のような患者である。

①標準的ガン治療が無効の場合。
②標準的ガン治療の効果をより確実にする。
③標準的ガン治療の副作用による症状と発ガン性を減らす。

プロトコール（protocol）
プロトコール、または、プロトコルとは、複数の者が対象となる事項を確実に実行するための手順等について定めたルール。日本語では「規定」「議定書」などと意訳される。英語ではプロウタコール、フランス語ではプロトコルに近い発音となる。

④良好な体調を維持しながら寛解期を延長させる。
⑤標準治療を拒否し、代替療法による治療を希望する。

これは標準的な治療を無視しないで併用して行こうという考えに基づいている。統合医療は統合なのであるから、一部の代替医療の医師たちが通常医療を全面的に否定しているようなことは科学的でないと考えている。

また、ガン難民と呼ばれるように標準治療で効果がまったく認められずに治療を中止されてしまったような患者さんにも適応がある。決して通常医療で治療効果が上がらなかったからといって諦めてしまうことはないのである。

ビタミンC点滴療法は生活の質を上げることができる。そのためたとえ延命が目的であっても良好な生活の質を維持しながら生活できる。これが大きなメリットである。

延命というとガン患者さんはマイナスのイメージがあるかもしれない。確かに治癒とかガンが消えることが最も望ましいし、そういった言葉を期待しているだろうが、延命の先にあるのはガンとの共存であるし、ガンと共存できるならばガンが小さくなってゆく環境を作ってあげればガンは自然に無くなって行くというのが統合医療の考え方である。

また、リオルダンプロトコールによるとビタミンCは、
・インターフェロン産生を更新し、NK*細胞を増加させ、ガン細胞を殺す働きを高める。
・ガン細胞のアポトーシス（ガン細胞が自然に死んでしまうこと）を起こさせる。
・コラーゲンやカルニチンの生成を助けて腫瘍細胞をコラーゲンで包んで封じ込める。
・炎症反応を起こすプロスタグランディンという物質を減少し炎症を抑える。
・幹細胞を刺激して正常細胞の創傷治癒過程を促進する。

以上のような機能がある。これはいずれもビタミンCが人間の免疫力を向上することを示しているし、またガン細胞自体を殺すだけでなく、ガン細胞が勝手に死んでしまう作用も持っていることを示している。
また、炎症反応を抑制し創傷治癒を促進することでガンの発生と成長を抑制する働きを持っていることを示している。

NK細胞
ナチュラルキラー細胞のこと。自然免疫の主要因子として働く細胞傷害性リンパ球の1種。腫瘍細胞やウイルス感染細胞を殺すのにT細胞とは異なり、前もって腫瘍細胞への認識能を高めておかなくてもその腫瘍細胞を溶解することが出来ることから、生まれつき（natural）に細胞を殺す（killer cell）という意味で名付けられた。

ビタミンC点滴療法の事前検査

ビタミンC点滴療法を行う前にしなければならない検査としては以下のことが必須になっている。

・電解質を含む一般性化学検査
・全血算ならびに白血球分画
・赤血球、G6PD検査*
・一般尿検査
・治療前の患者情報

a ガンの種類、ステージ分類、手術記録、病理報告書、その他関連する処置や病期に関する情報（診断後に再発あるいは病状の進行があった場合には再度の病期診断が必要である）。
b 適切な腫瘍マーカー、CT、MRI、PETスキャン、骨シンチグラム、レントゲン写真。
c 以前の標準治療に対する患者の反応と副作用。
d ECOGパーフォーマンススコアによる患者の身体機能評価。

G6PD
赤血球にあるグルコース6リン酸脱水素酵素のこと。この酵素が欠乏すると、赤血球が破壊される溶血（ようけつ）という病状を起こす。
グルコース6リン酸脱水素酵素は、生体内の抗酸化剤の濃度の維持に重要で、この欠乏により、赤血球膜が酸化障害を受けやすくなることが原因。薬剤、細菌感染症、ソラマメなどの摂取により赤血球内のヘモグロビンや膜蛋白が変性し、溶血が起こる。

ｅ 体重

である。

特にＧ６ＰＤ検査はビタミンＣを高濃度で点滴するためには必須の検査で、これが陰性であれば溶血反応が起きてしまい、命にかかわる副作用となる可能性がある。

セカンドオピニオン*の重要性

統合医療の治療を受ける際に障害となるのは治療内容ではなくて、前医、つまり通常医療の医療機関が統合医療を知らず、または誤解していて、紹介したがらないことである。

最初のほうにも書いたが、「統合医療を受けるのなら通常医療の治療はやってあげない」、とか「統合医療を受けるか通常医療にするのか選択しろ」とか、結構な無茶を言う先生もいるとのことである。

しかし、患者さんは医療を受けるに当たって自分で自分の治療を選択する権利があるのは当然ことであり、それを法律で定めたのがセカンドオピニオンといわ

セカンド・オピニオン (second opinion)
患者が、検査や治療を受けるに当たって、主治医以外の医師に「意見」を求めること。主治医に「すべてを任せる」という従来の医師と患者の関係ではなく、複数の専門家の意見を聞くことで、より適した治療法を患者自身が選択することができる。
主治医にセカンド・オピニオンを受けたい旨を話し、他医への診療情報提供書を作成してもらう必要がある。セカンドオピニオンとなる医師は、これまでの治療経過や病状の推移を把握しないことには適切な助言をすることが難しいからである。

れている。

セカンドオピニオンを受ける権利は保障されているものであり、患者さんが望めば他の医療機関での診察を受ける権利がある。

実際、セカンドオピニオンを求めて私のクリニックに来る患者さんも多く、丁寧に説明して納得の上で統合医療を受けることが多い。

事前の注意と副作用

①糖尿病の患者さんがビタミンC点滴療法を受ける際には血糖値について知っておかねばならないことがある。それは指先採血で自己血糖測定をした場合血中のビタミンC濃度が上がっていると正確な血糖値が測定できないことがあるのだ。このため、血糖値は点滴後かなりの時間を空けて行う必要がある。むしろ点滴後半日は血糖値の正確な値は期待しないほうがよい。

正確な血糖値は静脈血を採血して測定するヘキソキナーゼ法で調べる。つまり、自宅で計れる簡易計測器は異常値が出ることがあるので、あわてないことが必要である。

ビタミンC点滴後に非常に高い血糖値になったからといってあわててインスリン注射をして事故になったケースも報告されているので、注意が必要だ。

②ビタミンC点滴療法後に腫瘍壊死あるいは腫瘍溶解症候群を起こした患者さんの報告が1例ある。これはビタミンCの抗ガン作用のためにガン細胞が壊死を起こしたという報告である。当院でも腫瘍が溶解してレントゲン上無くなっていった症例があるが、このようなときには腫瘍部位からの出血に気をつけることである。

③ビタミンC点滴療法60g治療中にシュウ酸カルシウム結石による両側尿管結石で尿管閉塞を起こし、急性腎症を起こした報告例がある。ビタミンCとの因果関係は不明であるが、このような報告がある以上、腎機能に以上があるかどうかは注意が必要である。また、ビタミンC点滴療法では必ず正常な腎機能で脱水症がなく、膀胱機能が保たれていることを事前に確認する必要がある。水分を点滴前後に十分摂取することが必要である。

④ビタミンC点滴療法の最中に点滴穿刺部位の痛みを訴えることがある。これ

は点滴速度が速すぎるか血管痛を防ぐためのマグネシウムが不足していることが理由に考えられる。痛みが出た際にはすぐに看護師に申し出ること。我慢する必要はない。

⑤ビタミンC点滴療法ではそれなりの量のキャリア溶液を点滴するため、容量負荷あるいはナトリウム負荷を引き起こす恐れがある。そのため、うっ血性心不全、腹水、浮腫等の病状の悪化をきたす恐れのある場合にビタミンC点滴療法は相対的禁忌*である。体調が悪いときには上記疾患を疑うため医師にその旨申し出ること。

⑥ビタミンC点滴療法では若干の点滴漏れが生じることがある。留置*ポートから点滴する場合には点滴漏れは生じない。点滴中に点滴漏れが生じた場合はすぐに看護師に申し出ること。漏れがひどい場合には後々痛みが持続することがある。

禁忌（きんき）
「してはいけない」の意。医療においては、不適当で患者の予後を大きく悪化させる術式、検査、投薬、調剤等を指す。絶対的禁忌と相対的禁忌の二つに分けられる。

留置（りゅうち）ポート（port-a-cath）
何度も針を刺すことなく、採血したり、薬物を注入したりできる埋め込み式の装置。「port（ポート）」とも呼ばれる。

第四章

様々な療法を活かす統合医療

低容量ナルトレキサン療法（LDN）について

ナルトレキサンとは何か?

低容量ナルトレキサンについては、点滴療法研究会の会長である柳澤厚生先生が私に教えてくれた。初めて名前を聞いたのが２００９年３月。その後５月に詳しく話を聞くことができた。

その治療効果があまりに強烈であったため、私はすぐにその治療薬を輸入し治療に使い始めた。そして、その治療効果もすばらしかった。今まで述べてきた統合医療の治療法の中でも最も手軽に経口で摂取でき、かつ副作用もほとんど無く、効果的な薬であることが驚きである。

もともとナルトレキサンは30年以上前から麻薬中毒、アルコール依存症の治療薬として欧米では使われている。麻薬やアルコール中毒の治療として使われていたこの薬は一日50mgとか２００mg程度使用する薬である。しかし、ガンの治療や多発性硬化症などの難病に使う際には一日３mgとか5mg程度使っている。

私のクリニックでは3mgの製剤を使用している。３mgというと元の量からは60分の1とか17分の1の少量である。だから低容量ナルトレキサン療法という名前がついている。

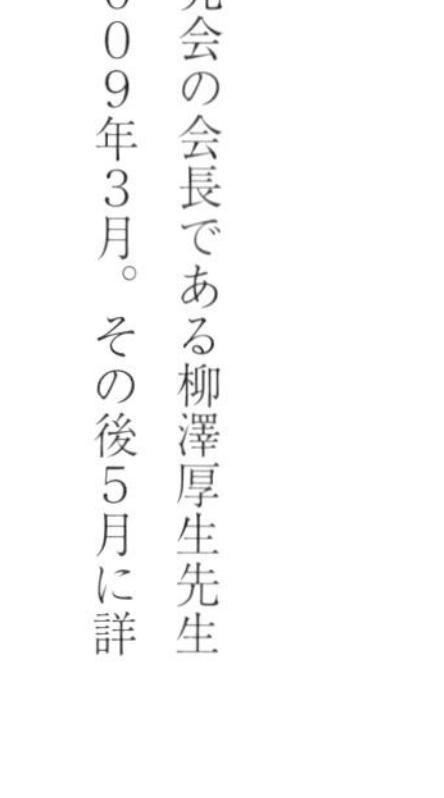

http://www.naltrexone.in/ より

オピオイド受容体（――じゅようたい／opioid receptor）
オピオイド（モルヒネ様物質）の細胞表面受容体タンパク質。オピオイド受容体は、疼痛伝達物質の放出抑制によって鎮痛効果を示す。また、Tリンパ球などの免疫系細胞の細胞表面にも発現が見られることが知られている。

この薬は*オピオイド受容体の拮抗薬である。そしてこの薬を低容量で内服すると大まかにいって3つの作用が生じるとされている。

①ひとつは血流中のメトエンケファリン（副腎髄質で多量産生される*エンドルフィン）および*βエンドルフィンの上昇を誘発する。

このホルモンは以前『脳内革命』という本で有名になった脳内モルヒネとも呼ばれている物質である。このホルモンが出ると得もいわれぬ幸福感を味わえるといわれており、有名なところではマラソンランナーが味わうという「ランナーズハイ」などの快感を生じさせる。

②次に腫瘍細胞膜上にあるオピオイド受容体の数・密度が増加する。これによってエンドルフィンが働いて、ガン細胞のアポトーシス（細胞死）を起こすとされている。これは今までも「お笑い療法」といって、ガン患者が落語やお笑いを鑑賞すると脳内で快感ホルモンが出てその結果ガン患者が快方に向かうといわれてきた。そのメカニズムがこれである。

つまり、笑ったり楽しい思いをすると体内で免疫力が高まり、ガン細胞が死んでしまうのである。それを薬で再現したのがこの低容量ナルトレキサンである。

受容体とは、生物の体にあって、外界や体内からの刺激を情報に変換する仕組み。レセプターともいう。

エンドルフィン (endorphin)
脳内で機能する神経伝達物質のひとつ。内在性オピオイドであり、モルヒネ同様の作用を示す。内在性鎮痛系にかかわり、また多幸感をもたらすと考えられている。そのため脳内麻薬と呼ばれることもある。

βエンドルフィン
モルヒネ様作用を発揮し、ストレスなどの侵害刺激により産生されて鎮痛、鎮静に働く。鎮痛作用はモルヒネの6・5倍の効果という。多幸感をもたらす。

実際にガン患者さんは非常に精神的案ストレスにさらされており、通常は楽しい感情や精神的な満足感、快感は得られにくいといわれている。ましてや末期ガンと診断されたり、自分の余命が短いといわれてしまったら余計にそうである。悲しい気分になっているときに落語やお笑いを観たからといって何分間楽しい気持ちになれるだろうか。

その点、この薬は内服後数時間に渡って脳内にβエンドルフィンが分泌されるとされており、どんな患者にも確実にこのガン細胞を殺す働きが生じるとされている。

③最後に、エンドルフィンの濃度が上昇するにつれてナチュラルキラー（NK）細胞（ガンに対する免疫細胞）という免疫細胞が増加し、かつ活性が上昇する。そしてリンパ球活性化*CD8細胞の数も増加するのである。この免疫力が向上することで二重にガン細胞が殺されていくのである。

次に、ナルトレキサンの歴史を簡単に説明しておきたいと思う。

1981年にIan Zagon らは、マウス神経芽細胞腫モデルで少量（0.1mg／kg）ナルトレキソンの投与が腫瘍の増殖抑制・寿命延長することを示した。

CD8
CD8は、いわゆる細胞傷害性T細胞のマーカーであると考えられている。

1996年にはIan Zagonらはオピオイドレ受容体の拮抗薬（低容量ナルトレキサンと同じ働きの薬）が人間の大腸ガンの発生と成長を阻止する働きがあることを発表した。

1985年に、ニューヨークのバーナード・ビハリ医師は少量のナルトレキソンがＨＩＶ患者の免疫反応性を高めることを発見。

1990年半ばにビハリ医師はＬＤＮがガン患者の一部、ＳＬＥ等の自己免疫疾患に有効であると示唆。

2004年3月にビハリ医師は標準治療（手術、抗ガン剤、放射線療法）に反応しない450例の患者にＬＤＮ療法を行い、60％以上で有効であったと報告した。

この歴史を踏まえて現在低容量ナルトレキサンはガン治療だけではなく、さまざまな疾患の治療薬として使われている。

ビハリ医師は低容量ナルトレキサンの研究の第一人者である。次に述べる彼の発表に我々統合医療でガン治療を行っている医師は大いに驚いた。

下の図は、三大治療に反応しない末期ガンの患者450人を対象に行われた研究である。その結果450人中、経過観察をした399人の約60％が寛解か安定化している。経過観察をしなかった51人はおそらく途中でこ

ガン患者450例に対するLDNの効果

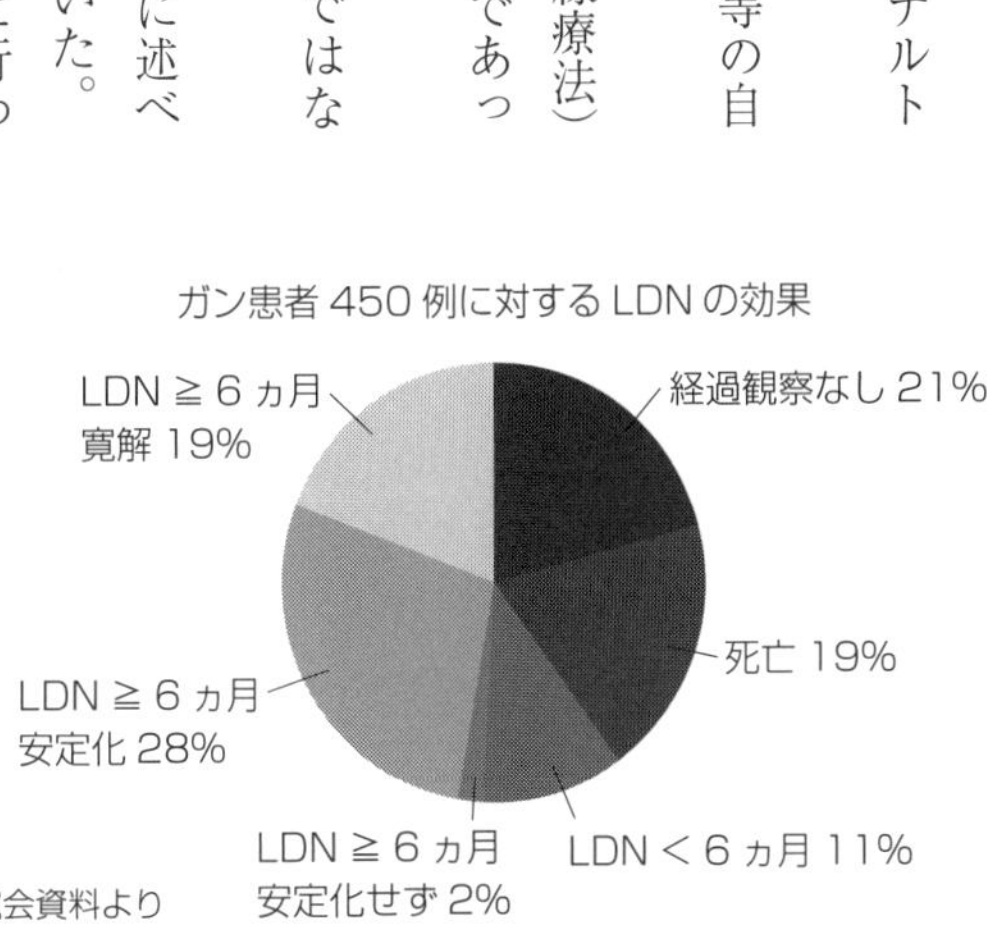

点滴療法研究会資料より

の治療法を中止してしまったと考えられる。

経過観察をしなかった人を含めても約50％近い人に効果が見られている。これはガンが縮小したか、不変だったことを示している。通常末期ガンの場合ほとんどが数ヵ月から1年程度で死にいたることを考えると驚異的な数字である。

米国国立癌研究所によるLDNガン症例の調査

このビハリ医師の研究に対しては『米国国立癌研究所（NCI）によるLDNガン症例の調査』が行われている。つまり、この研究が意図的に低容量ナルトレキサンの評価を高めるようにインチキがなされていないかを調べる調査である。そして、その結果２００２年６月に、ガン専門医および米国国立癌研究所の癌科医が、ビハリ医師の診療所のガン患者のカルテ約30例を再検討している。そして、その約半数が、問題なくＬＤＮに反応したようであるとされている。

つまり、国立癌研究所のお墨付きを得た形でこの低容量ナルトレキサンは患者に効果があると分ったのである。そして、現在さまざまな疾患に対する効果を確認するために低容量ナルトレキサンは臨床試験が行われている。

２００６年9月よりミネソタ大学メソニック・ガンセンターは国立癌研究所と

Revisiting the ALA/N (alpha-lipoic acid/low-dose naltrexone) protocol for people with metastatic and nonmetastatic pancreatic cancer: a report of 3 new cases.

1:Integr Cancer Ther. 2009 Dec; 8(4):416-22.

Berkson BM, Rubin DM, Berkson AJ.

The Integrative Medical Center of New Mexico, Las Cruces, NM, USA.

The authors, in a previous article, described the long-term survival of a man with pancreatic cancer and metastases to the liver, treated with intravenous alpha-lipoic acid and oral low-dose naltrexone (ALA/N) without any adverse effects. He is alive and well 78 months after initial presentation. Three additional pancreatic cancer case studies are presented in this article. At the time of this writing, the first patient, GB, is alive and well 39 months after presenting with adenocarcinoma of the pancreas with metastases to the liver. The second patient, JK, who presented to the clinic with the same diagnosis was treated with the ALA/N protocol and after 5 months of therapy, PET scan demonstrated no evidence of disease. The third patient, RC, in addition to his pancreatic cancer with liver and retroperitoneal metastases, has a history of B-cell lymphoma and prostate adenocarcinoma. After 4 months of the ALA/N protocol his PET scan demonstrated no signs of cancer. In this article, the authors discuss the poly activity of ALA: as an agent that reduces oxidative stress, its ability to stabilize NF(k)B, its ability to stimulate pro-oxidant apoptosic activity, and its discriminative ability to discourage the proliferation of malignant cells. In addition, the ability of lowdose naltrexone to modulate an endogenous immune response is discussed. This is the second article published on the ALA/N protocol and the authors believe the protocol warrants clinical trial.

共同で、

「ホルモン療法に反応しない乳ガンの転移病変に対するＬＤＮの効果」
Phase II Study of Naltrexone in Women With Hormone Refractory, Metastatic Breast Cancer. http://www.cancer.gov/clinicaltrials/UMN-2006LS016
をＰＥＴ検査で評価する第２相臨床試験を実施している。

次はモハマド・アリ・セイフラビエらが American Journal of Applied Sciences 5 (7): 872-875, 2008 に発表した臨床研究である
Iranian Institute for Health Sciences Research, Tehran, Iran 所属

対象患者は89例の血液系悪性腫瘍患者である。臨床試験は低容量ナルトレキサン３㎎を45症例に投与、そして44症例にはプラセボ（偽薬）を投与して行われた。評価は投与前後のＱＯＬを EORTC QLQ-C30 で評価している。

【結果】ＬＤＮ３㎎治療群は１・３・５ヵ月と徐々にＱＯＬが改善、５ヵ月後では社

会的機能、総合的ＱＯＬのスコアが増加、また吐気・嘔吐、食欲低下の改善(p<0.005)が認められた。となった。

また、低容量ナルトレキサンとアルファリポサンを併用してすい臓ガンを治療する論文も書かれている。この論文ではすい臓ガンの転移があっても無くても治療は可能だと書かれている。

この論文では肝臓に転移しているすい臓ガンの患者に対してアルファリポ酸と低容量ナルトレキサンを使用して副作用はまったく無かったと報告されている。

一例目では診断がついて78ヵ月後にも患者が元気で存命していたと報告されている。これはすい臓ガンでは画期的なことである。通常は転移のあるすい臓ガンと診断されてからの余命はかなり短いものが多い。ステージⅣ（進行ガン・遠隔転移）では、５年生存率は１％以下、ときわめて厳しい。そのステージⅣで78ヵ月もの間元気に過ごしていることとの意味は大きい。

また、次の症例では肝臓に転移のあるすい臓ガンのアデノカルチノーマだが39ヵ月元気に生存している。次の患者は２番目の患者と同じ診断だったが、治療後５ヵ月後にはＰＥＴ検査でガンは消失していた。

次の患者はすい臓ガンで肝臓転移と腹膜への播種があったが４ヵ月後にはＰＥ

T検査でガンは消失していた。

これらの効果がある理由として著者はこう述べている。

「アルファリポ酸は酸化ストレスを軽減しガン細胞がアポトーシスを起こすプロオキシダントとしての働きを持つと考えられる。また、悪性のガン細胞を正常細胞から区別して生き残らせない働きである。また、低容量ナルトレキサンが免疫系を調整している」。

低容量ナルトレキサンの副作用

これだけ効果があり、内服も容易にできる低容量ナルトレキサンであるが、実は副作用としては不眠症、はっきりした夢を見ることがある。

これは脳内で快感ホルモンであるβエンドルフィンが分泌するため脳が活性化してくるためであろう。たとえてみれば芸術家が創作活動に没頭して次々に作品を完成させてゆく喜びの過程と考えられる。そのときには、完成に向かってゆく作品を見ながら芸術的な歓喜の感情が体に湧き上がっているだろうし、脳は静かな満足感と恍惚感に浸っているだろう。

実際に私自身も内服してみたが、私はやけにはっきりとした夢を見た。日常の些細なことがこと細かに思い浮かび、それに伴って感情が揺れ動いていた。

おそらくガン患者ではない正常な人は、βエンドルフィンの分泌が正常にあるために、この低容量ナルトレキサンを内服するとその分泌が加速すると考えられる。

そのために不眠症や夢を見てしまうのだが、今までガン患者さんに処方してもそのような声は聞かれていない。むしろ寝起きが良くなったとか、体がしゃきっとするとかの声が多い。つまり、ガンによって分泌が抑えられていたβエンドルフィンが正常程度に分泌していると考えられる。

巷ではよく「お笑い療法」とか「笑ったら免疫が上がる」といわれているが。この低容量ナルトレキサンはまさしくそういった効果を発揮する薬だといえるだろう。

ところが、実際にガン患者さんと接していると感じるのだが、ガンという病気になったときにお笑いを見て笑っていられるだろうか。

昔の落語や漫才を見ても確かに楽しいのは楽しいが、その時間が過ぎ去った後は、逆にガンという病気である事実に打ちひしがれて恐怖感や緊張感に包まれてしまうと思う。

ナルトレキサンの可能性

ナルトレキサンは、実はガンだけでなくさまざまな難病の治療をする可能性を秘めた薬である。例えば、現在世界中で行われている臨床試験では次のようなものがある。

多発性硬化症／イタリア、サンラファエル科学研究所
カリフォルニア大学
オハイオ州アクロン、スンマ病院
繊維筋痛症／スタンフォード大学
*クローン病／ペンシルバニア州立大学
広汎性発達障害／イスラエル
過敏性腸炎／イスラエル
乳ガン／ミネソタ大学

いずれも現代医学では完治できない難病であり、これらの大学が臨床研究を行っていることからも、低容量ナルトレキサンがどれ程期待されている薬である

クローン病
発症年齢は10歳～20歳の若年者に多い。口から肛門までの消化管のあらゆる部位で、縦長あるいは不整型の深い潰瘍を形成し、粘膜の炎症、腸管内腔が狭くなるなど慢性の炎症性の病気。小腸や大腸が好発部位。次いで盲腸、上行結腸、回腸中部の順。潰瘍性大腸炎と同様に厚生労働省により特定疾患治療研究対象疾患に指定されている。日本では男性に多くみられる。

パーキンソン病
中年以降の発症が多く、高齢になるほど発症率および有病率は増加する
病状としては、手足のふるえ、筋肉のこわばりが主な症状。小声、どもり、字を書くことが困難になったり、こきざみ歩行、腕振りの消失、姿勢バランス

かが分かるだろう。現在までに効果があったと報告されている低容量ナルトレキサンの対象疾患は以下のものがある。

ガン
繊維筋痛症
多発性硬化症
筋萎縮性側索硬化症
*パーキンソン病
自閉症
不妊症
子宮内膜症
月経前症候群
クローン病
過敏性腸症候群
慢性疲労症候群
HIV／AIDS
*SLE

が悪いとよろめいたり、転んだりする。中脳の黒質神経細胞が徐々に減少する（変性）ため黒質で産生される神経伝達物質のドーパミンが減少し、運動の制御機構である黒質線条体系が働かなくなりパーキンソン症状がおこる。

SLE
全身性エリテマトーデスのこと。20～40歳の出産可能な年齢の女性に発病しやすい。全身の炎症によりさまざまな症状を示し、慢性の経過をたどる病気。自分の体の成分に対する抗体が作られるが、とくに細胞の核にあるDNAに対する抗体が特徴的で、それが免疫複合体を作って炎症を起こし組織を壊していく。自己免疫疾患のひとつで、膠原病（こうげんびょう）の代表的疾患。

皮膚筋炎*
慢性関節リウマチ
乾癬
類天疱瘡*

（以上Dr.Bihariの報告より）

しかし、残念なことにこの薬剤は日本国内では販売されておらず、入手するには統合医療のクリニックで診察を受けて処方してもらわなければならない。

IPT療法について

当院で行っているガン治療で抗ガン作用があると考えられているものに、IPT療法がある。

IPTとはInsulin Potentiating Therapyの略で「インスリン強化療法」とでも訳せばよいと思う。インスリン強化療法とは何か？　ということであるが、要はインスリンホルモンの働きで抗ガン剤の働きを強化しようというものである。

簡単にいうとガン細胞はグルコースという糖を栄養として代謝している。通常

皮膚筋炎（ひふきんえん）
自己免疫疾患の一種である。慢性疾患であり、膠原病の一つとして分類されている。横紋筋が冒される特発性炎症性筋疾患の一つであり、他には多発筋炎がある。両者は皮膚症状の有無によって区別されるが、そもそも基本的に疾患が異なるとする考えもある。

類天疱瘡
自己免疫性水疱症という、皮膚に水疱ができる病気の一つ。他に天疱瘡、ジューリング疱疹状皮膚炎がある。類天疱瘡はこの中で最も多い疾患で、60歳以上の老人に多くみられる。類天疱瘡は表皮下に水疱を形成し破れにくいのに対し、天疱瘡は表皮内に水疱ができ、破れやすいのが特徴。類天疱瘡では、表皮と真皮とを結合する物質に対する

の細胞のように脂肪を燃やすことはできない。あくまで糖分だけを栄養にしている。

だから、ガン患者さんは甘いものを避けることが必要なのだが、この糖分に対してガン細胞は正常細胞の約6倍ものレセプターを持っている。というのも細胞の栄養をすべて糖に頼っているから正常細胞以上にレセプターを持っていないと生きて行くことができないのだ。

だから、ガン細胞は栄養を貪欲に中に取り込んで体中の栄養成分を独り占めし、どんどん大きくなる。そして、最終的には正常細胞はやせ細ってしまい、ガン細胞だけが大きくなるのだ。ガンの末期の患者さんはやせ細って行き、ガリガリになる。しかし。体の中のガン細胞はどんどん大きくなり最終的には1㎏を超えてくるといわれている。この状態をガン末期の悪液質という。

高血糖とビタミンC

高血糖はメタボリック症候群をもたらすということで、なんとなく、高血糖は有害だと感じている人は多いだろう。しかし、血糖値が上がると、人は幸福感を感じるし、高血糖になりたくて多くの人は甘いものを好んで食べる。しかし、単

抗体ができてしまうために表皮下に水疱が形成される。

にメタボリック症候群だからではなく、実は高血糖はビタミンCの働きを抑制することも分かっているという興味深い論文がある。

Santisteban,GA,Biophysical Res.Comm,vol.132,no.3,p1174,Nov.1985

その論文によると、ビタミンCは、その構造がグルコースと非常に似通っている。そのためビタミンCとグルコースは細胞に吸収される際のレセプターを共有している。つまり、この二つは非常によく似ているために細胞に吸収されやすいのだ。だから、血糖値が15％上昇すると細胞内に取り込まれるビタミンCは50％も減少する。

これは血糖値が高い人はビタミンCが細胞内へ吸収されにくいことを示しており、超高濃度ビタミンC点滴療法の治療にも抵抗する可能性を示している。だからこの後に述べるIPT療法が非常に大切なのである。

ガンと砂糖の恐い関係

ガンと砂糖はどのようにして関わっているのだろうか。ガン細胞の代謝についてはオットー・ワルベルグ博士（Otto Warburg）の研究が有名である。

オット博士は１９３１年のノーベル医学賞を受賞した科学者である。オット博士の研究によるとガン細胞は嫌気性代謝を行っており、つまりそれは、「ガン細胞は糖分を代謝して乳酸を作る」というのである。何のことか分からないかもしれないが、簡単にいうと乳酸は疲労物質であるからガン細胞は、糖分を代謝して疲労物質である乳酸を作るということ。

乳酸が過剰にできてしまうと体はＰＨが下がり、好中球が減少して免疫が低下してしまう。また、乳ガンの死亡リスクと砂糖の消費量には相関関係があるともいわれている。

では、砂糖は体内でどのように吸収されてどのように使われているのだろう。まず、砂糖は吸収されてインスリンを分泌する。砂糖を取り過ぎるとインスリンはさらに分泌される。つまり、血糖値を下げようとしてインスリンが多く分泌されるようになる。

また、肥満となり、運動が不足するとインスリンホルモンとＩＧＦ（インスリン成長因子）が増加する。そして、これによって乳ガンと大腸ガン、前立腺ガン、子宮内膜及びすい臓ガンが発生するという報告もある。Kaaks,R.Proc.Nutr.Soc2001,Feb60(1)91-106

これは、考えてみたら恐ろしいことである。一般的に病気になると栄養をつけなければならないといって患者さんにたくさん食べさせる傾向があるが、これは改めなければならないだろう。

日本でもガンにならない食事法やガン患者さんが行うべき食事療法などの本がたくさん出ている。その理由を明確にしているわけではないが、ほとんどが糖分を控えるように示唆している。結果的にそれは本当であろう。糖分の摂取はガン細胞を太らせるし、糖分自体は血管内で活性酸素を発生し、それによってインスリンホルモンが分泌され、ＩＧＦなどの成長ホルモン様物質（ポリペプチド）が血管内に放出される。ＩＧＦ―１はガン細胞の増殖や血管新生や転移を促進する作用が知られている。つまり血糖値が高い状態があるとインスリンがたくさん出て、それによってＩＧＦもまた交差反応的にガン細胞を増殖させるのである。

現在ではメタボリックシンドロームの研究も進んでおり、糖尿病や糖尿病の前段階になり血糖値が上がるとインスリンやＩＧＦが大量に分泌されて、ガン細胞はブドウ糖をエネルギー源として大量に取り込んでしまう。するとガン細胞がどんどん増殖するということが分かってきている。

つまり、ガンになりたくなければ肥満を避け、血糖値の上がらない生活をする必要があるということだ。それには運動をし、甘いものを避けて、カロリー制限をすることが必要なのである。

ガンになったら病気だからたくさん食べて栄養をつけなければ……、と考えるのは20世紀の古い考え方である。ましてや甘いものを食べると落ち着くとか、栄養がつくという考えは間違いである。

糖分とガンの生存率

また、血糖値と乳ガンの生存率の関係を示す研究もある。下の図は血糖値と乳ガンに関する研究だが、血糖値が高い患者ほど生存率が低くなっている。

統計的に見ても、どうも血糖値が高いことはガンになるリスクが高く、かつガンになったら長生きできそうにないといえるだろう。これもまた、大切なことである。ガンになるだけではなく、ガンになった後も血糖値は下げるほうがよいのである。それには、食事に気をつけていかなければならない。ところが一般的には通常医療の医師たちは食

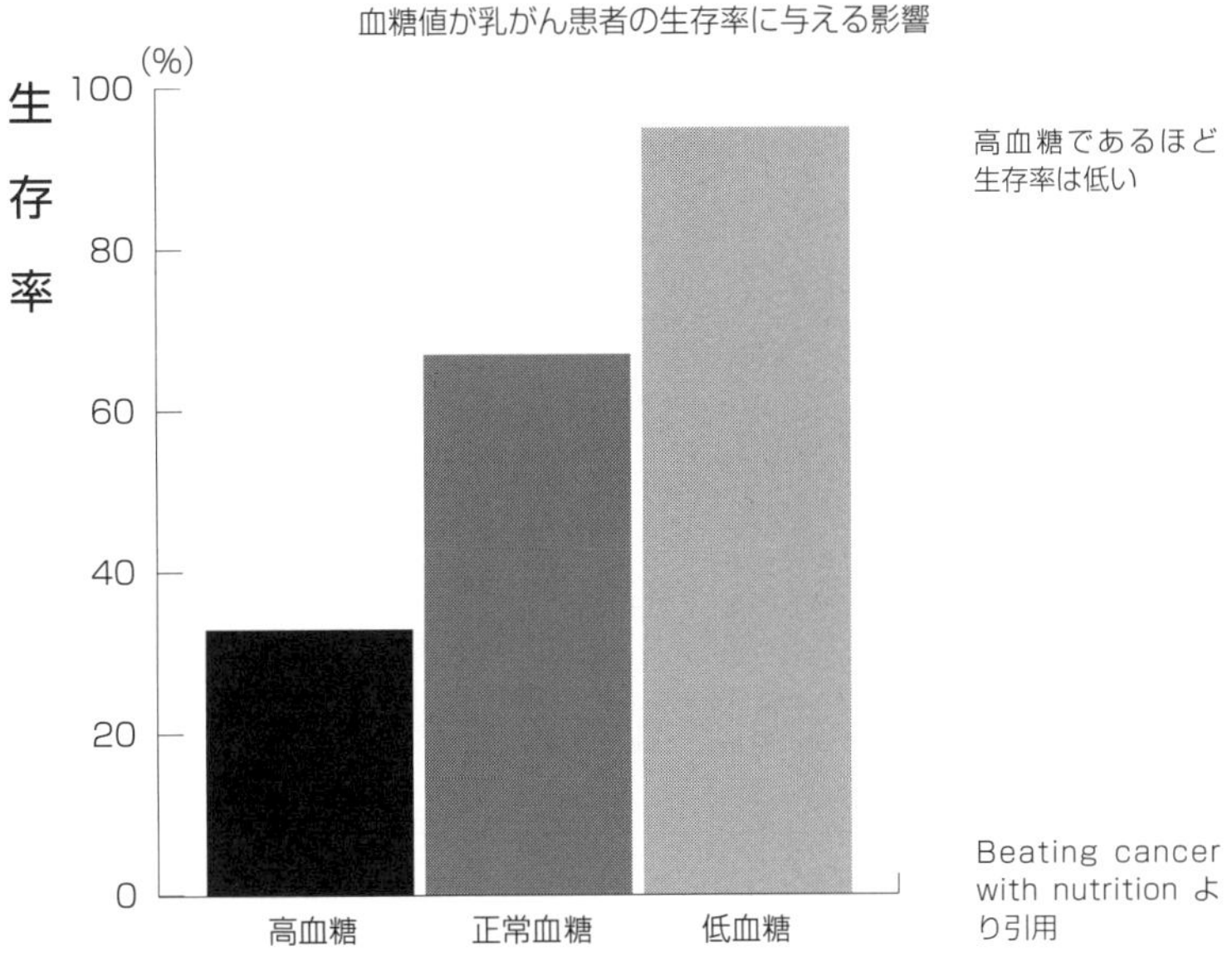

血糖値が乳がん患者の生存率に与える影響

高血糖であるほど生存率は低い
Beating cancer with nutrition より引用

事についてあまりにも無知であるために、必ずしも必要な栄養のアドバイスが受けられていない気がする。

間違いだらけの食事指導

ガン患者さんは、たいていの場合こう言われるだろう。

「バランスの取れた食事をしていればよいですよ。特に何を食べたらいけないとかはありません」

バランスの取れた食事？　いったいどのような食事のことだろう。病院食にもこの考えは反映しており、平気で「ご飯と焼きそば」などの料理が出てくることがある。血糖値のことはあまり考えておらず、カロリーがせいぜい入院の制限どおりになっている程度の食事である。

食品のグリセミック指数（GI）値

100	ブドウ糖
80-89	フランスパン、ベークドポテト
70-79	精白粉で作ったパン（食パン）、マッシュポテト、ポップコーン、スイカ、ニンジン、カボチャ
60-69	炊いたご飯（白米）、全粒粉で作ったパン、レーズン、アイスクリーム、チョコレートバー、砂糖（蔗糖）
50-59	玄米、ゆでたスパゲッティ、ゆでたポテト、バナナ
40-49	ライ麦パン、ゆでたスパゲッティ（全粒粉）、オレンジ、ぶどう、オレンジジュース、グレープフルーツジュース、アップルジュース
30-39	ヨーグルト飲料（加糖）、りんご、なし
20-29	牛乳（脂肪分 3%）、ヨーグルト（無糖）
10-19	ピーナッツ

http://www.dm-net.co.jp/ より

血糖値を上げないためには、最も大切なことはGI値である。このGI値[※]という考え方はまだ日本の栄養学ではあまり治療に役立っていないようである。

ガン患者さんが食事で考えなければならないことは、グリセミック指数が低いものを選択的に食べることである。

多くの食事療法でいわれているように主食であるお米を玄米に替えたり、生成された小麦粉で作られたパンをライ麦パンに変えることも有効である。

また、果物についてはどうであろう？　これもデータがある。

この研究は一日カップ1杯以下しか果物を摂取しなかったグループとカップ5杯の果物を摂取したグループの前立腺ガンのリスクについて研究したものである。

ここでは毎日5カップの果物を食べていたグループは明らかに前立腺ガンのリスクが低くなっている。

カップ1杯以下というのは普通の人の食事だろうから、それと比べて46％もリスクが低くなっている。つまり、毎日果物をたくさん食べている人はあまり食べない人に比べて前立腺ガンのリスクが約半分であるということなのだ。

くだものは甘いからといってガンのリスクにはなっていないことが分かる。その理由は果物に含まれている栄養素であり、抗酸化物質である。これらの栄養素

GI値
グリセミック・インデックス(Glycemic Index)の略。その食品が体内で糖に変わり血糖値が上昇する速さを計測したもの。ブドウ糖を摂取した時の血糖値上昇率を100として、相対的に表されている。GI値が高いということは血糖値の上昇が速いということ。

が働くことによって血糖値が多少上がること以上のメリットがあると考えられる。

　ちなみに果物のグリセミック指数はそれほどにも高くない。先ほどのデータからいうと、りんごや梨は30台でありヨーグルトと同じレベルである。また、バナナも50台であり、お菓子などと比べると非常に低いのが分かる。

　グリセミック指数が低いものは血糖値が安定するので空腹感もまぎれるし、何といってもガンを防ぐ働きがあるのだから積極的に食べることをお勧めする。

　前章91頁にホッファーのデータを載せたが、この研究もまた面白い。

　これは縦軸がガン細胞の大きさを示している。そして横軸は摂取した栄養素である。動物実験だが、興味深いことにたくさんの種類の栄養素（抗酸化物質）を摂取することでガン細胞が小さくなっている

果物摂取と前立腺ガンリスクの関係

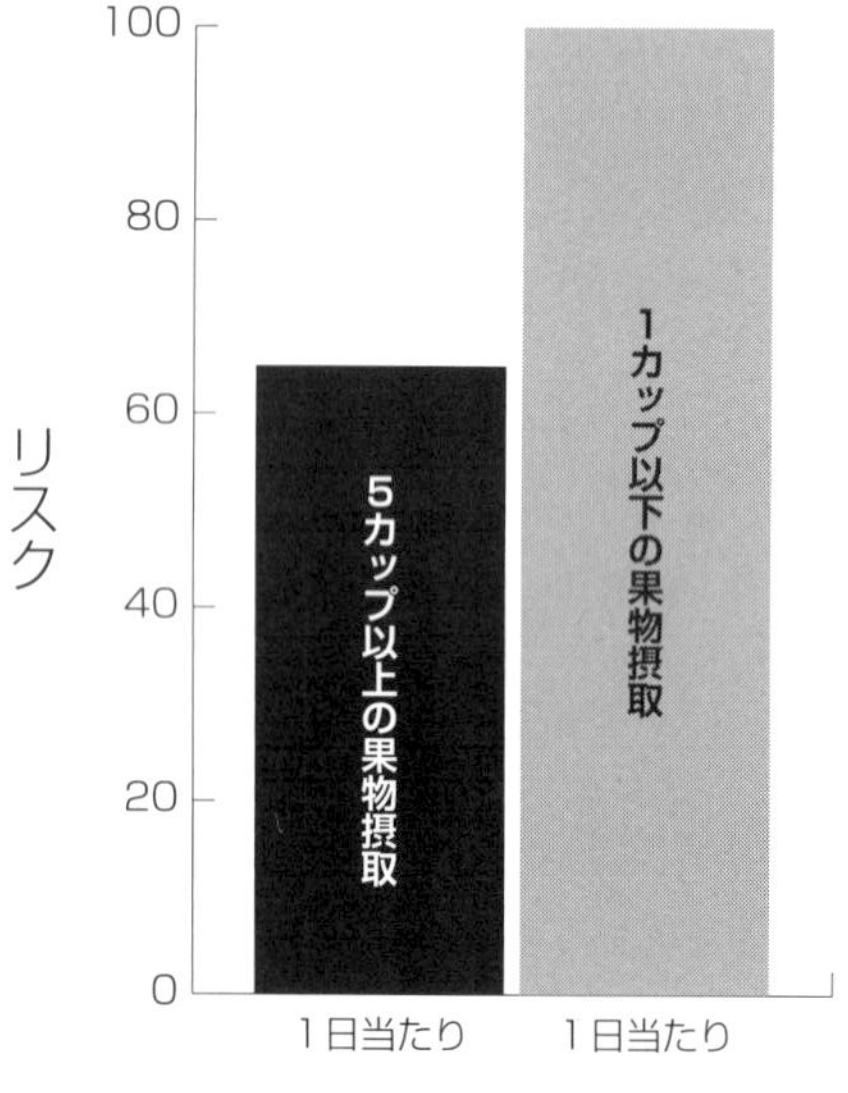

生のフルーツは植物栄養素と抗酸化物質、ガン細胞のアポトーシスを起こす物質、酸素に富んでおりグリセミック指数も低い。

47781人の前立腺ガンの前向き研究1986-94年、1369例。

果物をたくさん食べているグループはそうでないグループに比べて47%も前立腺ガンの進行例になる確率が低かった。

Giovann ucci,E.,et al.,Concer Res., vol.58,no.3,P.442,Feb.1998 より引用

のが分かる。

　これなどホッファーの研究を基礎的に裏づけるものといってもよいだろう。つまり、抗酸化物質をたくさん摂ることは、ガンの縮小に効果があり、延命にも効果がある。

　ここに挙げた栄養素は、ビタミンA、ビタミンC、セレン、マグネシウム、だけである。これだけでこんな効果があるのだからすばらしいことだ。

　特に、これは3種類や4種類の栄養素を摂取すると腫瘍の大きさがかなり縮小することを示しており、単なるビタミンCだけを摂るよりもいろいろな抗酸化物質を摂取することが望ましいことを示している。

　例えばマグネシウムやセレンなどのミネラルを摂取すると腫瘍の大きさは40～50％の大きさになることが示されている。

　また、マグネシウムとビタミンCの2種類を摂取すると腫瘍の大きさは26％まで小さくなっている。

積極的に食べてほしい栄養素

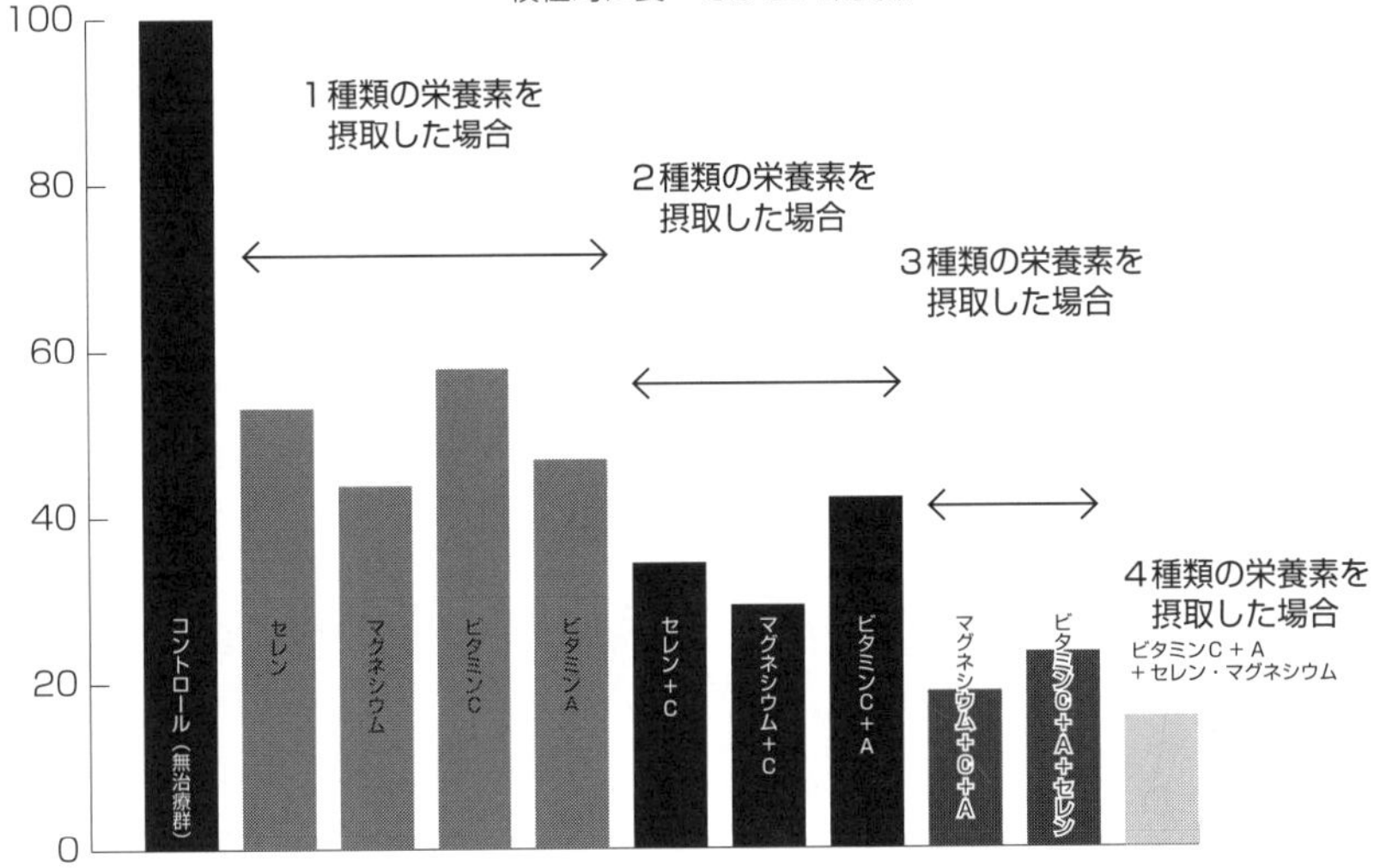

"Beating cancer with nutrition" Patric Quillin,PHD<RD<CNS
Rao,AR,et al,Jpn J Ca Res,vol 81,p 1239,Dec 1990

さらに3種類の栄養素、マグネシウムとビタミンAとCを摂取すると腫瘍は16%までに縮小している。

4種類、セレン、マグネシウム、ビタミンA、Cを摂取した場合は12%まで縮小している。

これは一種の抗ガン作用といえるのではないだろうか。ただ単に、これが栄養素であって薬としてこういった組み合わせが認可されていないだけである。

しかし、これは食品から十分に摂れる栄養素であり、量はかなり大量に摂取する必要があるが、食品と同じく副作用も考えにくい。

患者さんで、よく人から勧められた高額なサプリメント、例えばアロエだとかさめ軟骨だとか、きのこ類だとかを飲んでいる人が多くおられるが、きのこの研究でもビタミンCと一緒に投与すると2倍腫瘍が縮小する効果があるとの発表もあった。

このように栄養素の治療はいかに効果的なものをいかに多種類摂取するかが大切であろう。その意味では高額すぎて多種類摂取できない特殊なサプリメントよりも、基本的に人間の生命活動に必要な抗酸化物質であるビタミン、ミネラルのサプリメントを大量、多種類に摂取するほうが望ましいと考えられる。ビタミン、ミネラルはそんなに高額ではなく、どこでも購入できるからである。

金銭的に余裕があれば機能性サプリメントを摂ればよいだろう。ただし、大量摂取を考えるとサプリメントもいわゆるファーマシューティカル*なもの、つまり医療機関が専門的に処方する薬に近い状態で作られたものが勧められる。不純物が入っていないことや大量に毎日内服しても副作用が出にくいことが求められるからである。

ファーマシューティカル(pharmaceutical)
患者のQOLを向上させ、確実な結果を目的とした責任ある薬物治療の提供を意味している。薬品の流通及び、情報管理の責任を、患者への薬物治療の責任として捉える。

IPT療法とは

IPTとは、「インスリン増感療法」といってインスリンを使って人為的に低血糖状態を誘発し、同時に投与する薬剤の効果を高める治療法のことである。特徴は次のとおりである。

・少量の薬剤で高い効果を生む
・少量の薬剤のための副作用が少ない

■IPT療法のメカニズム

・インスリンがレセプターと反応する

・腫瘍細胞上の多数のレセプターが薬剤の吸収を加速する

ガン細胞には正常細胞の6倍から24倍程度のインスリンレセプターがある。そのために糖の取り込みは正常細胞よりも効率的に行われている。

これはオットー・ハインリッヒ・ワールブルク（Otto Heinrich Warburg）博士の研究でガン細胞が特殊な細胞であり、グルコースだけを栄養素として利用できることから、生き延びるためにインスリンレセプターをたくさん持ち、その結果糖分を効率的にガン細胞内へ取り込めるようになっているものと考えられる。

ＩＰＴ療法はこのガン細胞の性質を利用してインスリンを投与し、その後ガン細胞に抗ガン剤を投与する治療法である。

インスリンのせいで血糖値が下がっているところへ糖分とともに抗ガン剤が入ってゆくのであるから、通常の抗ガン剤投与に比べて非常に効率的に治療ができる。

さらに、インスリンホルモンは細胞膜の透過性を高める働きを持っており、そのせいでさまざまな成分が細胞内へと移動してゆく。

ビタミンCは特に構造がグルコースに似ており、ＩＰＴ療法とは相性がよい治療法だといえる。

また、インスリンの働きでガン細胞はその細胞分裂を活発に行うことも知られている。ガン細胞は休止期には抗ガン剤は細胞膜を透過しない。しかし、IPT療法を行えばガン細胞の休止期は短縮し、有糸分裂期とDNA合成期には細胞透過性が亢進する。そのため、ガン細胞を殺すための抗ガン剤の総量はかなり少なくて済むのである。ある意味ガン細胞の代謝の特徴を上手く利用した治療法であろう。

通常細胞よりもグルコースの利用がはるかに大きいこと。そのグルコースをインスリンで枯渇させるとインスリンの働きでガン細胞は細胞膜の透過性が上がり、抗ガン剤を細胞内へ取り込みやすくなる。また、同時にグルコースに似たビタミンCもたくさん取り込んでくれるというのである。

ただし、この治療法は普段からインスリンを使用している糖尿病の患者さんには難しい。おそらくインスリン抵抗性が亢進していることや常に高血糖が

ガン細胞の細胞周期

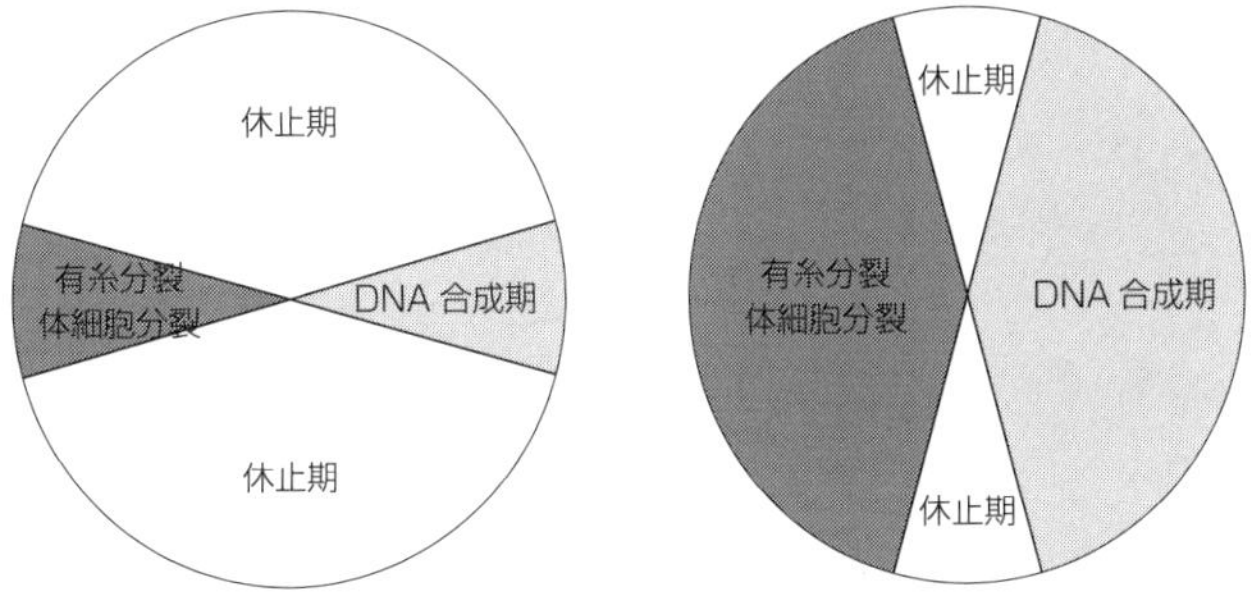

正常細胞周期　　IPT 後の細胞周期

ガン細胞は休止期には抗ガン剤は細胞膜を透過しない。しかし、IPT 療法を行えばガン細胞の休止期は短縮し有糸分裂期と DNA 合成期には細胞透過性が亢進する。そのため、ガン細胞を殺すための抗ガン剤の総量はかなり少なくてすむ。

持続していることがその障害となるのだろう。

私はこのＩＰＴ療法をガン治療の重要な方法のひとつとして採用している。それはこの治療法も副作用がほとんど出ないからである。

もちろん、低血糖の恐れが常にあるので、治療に当たってはトレーニングを受けていなければならないことはいうまでもない。しかし、この治療に関しては習熟した方法で行えばほとんど副作用が無いのである。

むしろ、後で述べるが抗ガン剤の量も通常量の１０００分の１で同等の効果が出ているという研究もある。私は通常量の10分の1を使用しているがそれでも効果があった。それは後に症例提示したいと思う。

また、このＩＰＴの際に使う抗ガン剤については当院ではアミグダリンとビタミンＣを中心にしている。この二つであれば、ほぼ全く副作用が無いからである。

ＩＰＴ療法の歴史

ＩＰＴ療法はメキシコで発明された治療法である。発明というか発見といったほうがいいかもしれない。　写真にあるドネート医師がその発見者であり、この治療法を広めた人である。もともと彼はメキシコ軍の大尉であり軍医でもあった。

彼はこの治療法で最初に自分の胃腸障害を治療した。自分自身が強度の痩せで、たくさん食べられないし、なかなか太れなかったらしい。そこで毎日食事の前にインスリンを静脈投与した。すると彼は空腹になって食欲がわき、今まで以上にたくさん食べられるようになったという。IPTを行って食欲がわいてきて、かつ体重も増えてきたという。

その後は神経梅毒に対して治療を行い、患者は苦痛が無くなり回復したとされている。

当時、梅毒の治療は重金属を使っていたらしい。そして、そのために金属の中毒による重篤な神経障害が生じていた。

梅毒による障害は多岐にわたっていた。現代ではあまりみることもない梅毒だが、当時は梅毒の特効薬であるペニシリンはまだ発見されてなく、進行してゆく体全体の麻痺、痴呆症状と手足の痙攣、人格の崩壊、そして、ついには死亡という恐ろしい末路をたどっていた。これらはすべて梅毒スプロヘータによる脳炎が原因であった。治療法はかなり野蛮なことが平気で行われていた。

19世紀にこの進行麻痺に対して行われていたのは、頭頂部に吐酒石軟膏という物質を擦りこんだり、わざと灼熱した鉄を押しつけたりして化膿巣を作って膿を出す（人工打膿法）といった治療法であった。

別な療法として、ウィーン大学では「マラリア療法」が行われていた。

1917年6月、ワグナー・ヤウレッグはあるマラリア患者の血液を採取し、これを進行麻痺の患者に注射した。マラリアに感染するために患者は高熱を出してウンウンとうなって苦しむ。しかし、同時に梅毒も熱に弱くスピロヘータが死滅するというのだ。そしてその後マラリアに対してはキニーネが投与されて治癒するという治療法である。

いずれにしても荒っぽく、治療によって多くの人命が失われたと記録されている。また、他にはサルバルサン（ヒ素の有機化合物）や水銀といった重金属による治療である。これらの金属はもちろん人間にとっても毒である。ヒ素などは「和歌山カレー事件」で有名になったように致死的な金属であるし、水銀も中毒を起こす金属である。ガンの原因とも言われている。しかし、重金属は人間にとって毒である以上に梅毒スピロヘータに対しても毒物であったため、ある程度の効果はあったらしい。ただし、サルバルサン（ヒ素）は残念ながら血液脳関門を通過せず脳に到達しないので、進行麻痺にはあまり効果がなかったようだ。そこで水銀やサルバルサンを直接脳に注入する、などという治療も行われていたという。

結局、サルバルサン療法はマラリア療法の前に敗れ去ってしまったのだが、どちらもどちらである。恐怖の治療である。そのまま梅毒で死ぬか、マラリア療法で死ぬか、それすらできなければ試しに水銀や砒素を頭に中に注入するなどという荒々しい治療法が行われていたのである。

ＩＰＴ療法で使用するホルモンであるインスリンはカナダ人（フレデリック・グラント・バンティング）によって１９２１年に発見された。そして１９２３年にノーベル賞を授与された。糖尿病は急に全治可能な疾患になった。そして、インシュリンはイーライ・リリー社によって有望な薬として販売され始めた。当時はもちろん糖尿病のためにインシュリンの研究が行われていたが、それ以外の利用法がないかと研究された。それが栄養失調に対してのインスリンの使用であった。

ドネート・ペレス・ガルシア博士は、メキシコシティーに住む28歳の軍医であった。彼はインシュリンに関する文献を読み、特に栄養失調症への治療効果に非常に大きな興味を抱いた。というのも彼自身が数年来の慢性の胃腸の不調を患っていたからである。

実際、先にも書いたように彼は理想体重以下の体重しかなかった。そこで、彼はインスリンの静注投与（静脈に注射を行う）を各食事の前に自分自身で行った。たちまち食欲がわきあがり、もりもり食事を取ることができた。

そして、その数週間後に彼の胃腸の消化問題は無くなった。そして、彼の体重

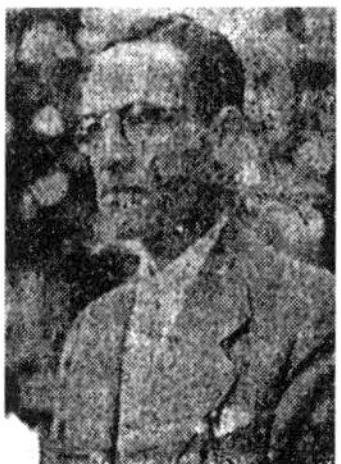

Donato Perez Garcia, M.D. (Ⅰ), Brig. General. IPT 療法を発見した。1928 − 1971 年にかけて 43 年間メキシコシティーで IPT 療法を行った。アメリカに IPT を紹介し特許を取得した。1856 年 10 月 22 日メキシコシティーに生まれ、1971 年 12 月 12 日死亡。

は正常レベルにまで増加した。そこで彼はインスリン投与を中止したが、体調は良好なままであった。

それまでの彼の経験とインスリンの科学的な知識から、彼はインスリンが２つの作業を達成したと理論づけた。

①インスリンが細胞膜の透過性を向上させることによって栄養素が消化器系の壁を通って彼の体の細胞に到達することとなった。
②それは、彼のすべての細胞と彼の全身を変えてしまった。

彼はそこで疑問に思ったのである。もしインスリンが栄養分の取り込みを強化するならば、他の薬物の透過性をも向上するのではないか。

特に、彼はインスリンが梅毒の治療に役立つのではないかと考えた。当時、梅毒は現代のエイズの様に最悪の伝染病であった。それは社会を恐怖に陥れ貧富の差もなく、多くの人々の命を奪っていた。この当時、抗生物質はまだ発見されていなかった。

水銀療法やヒ素療法が行われていたわけだが、これらは初期の梅毒にはまだ効果があったが、徐々に重大な副作用を呈してゆく。もちろんそれによって患者の健康状態は悪化し、そして、梅毒が進行して中枢神経系（中枢神経系）に入った時には、医師はお手上げの状態であった。

彼らは、十分な薬を中枢神経系に入れようとして患者を殺してしまっていた。そんな状況下でペレス・ガルシア博士は、インスリンがこれらの問題を解決するかも知れないと考えたのである。つまり、インスリンを使うことによって水銀や砒素などが脳内へ取り入れやすくなるのではと考えたのである。

ペレス・ガルシア博士はイヌを使って実験を行った。

実験は2群の犬に分けて行われた。1群の犬には静脈内にインスリンを静脈内投与した。第2群にはインスリンを投与しなかった。第1群の犬が低血糖症（低血糖）の症状を見せたときに、彼は高緊張のブドウ糖（糖）溶液の中に水銀とヒ素塩類の混成したものを両群に注射した。

インスリンを使った犬の群では脳と脊髄の水銀とヒ素濃度が血中とほぼ同じであった。対照群においては、脳と脊髄の薬物濃度は、血中の濃度に比べて非常に少なかった。このことから明らかに、インスリンは低血糖を起こした後、ブドウ糖とともに金属類を脳血管関門を通過させていることが分かったのである。

ペレス・ガルシア博士は、その後1928年に人間の梅毒患者でこのプロトコール（ルール）を試した。これによって梅毒患者の治療がうまくいくようになり、彼は名声を高めたのである。

しかし、実際にはインスリンが膜の透過性を高めて物質の細胞内への移動を促進することが分かったのは１９７０年代の生化学上の発見によってであった。その意味でもペレス・ガルシア博士の発想は先進的なものであった。

こうしてＩＰＴによる治療は世間から認められペレス・ガルシアの評価は高まり、一世を風靡したＩＰＴによる梅毒治療もペニシリンの発見によって一気に終息したのである。

１９４５年にペニシリンが発見され、梅毒に効果があることが分かった。梅毒の進行麻痺は劇的に改善した。フレミング、フローリー、チェインにはペニシリンの発見によってノーベル賞が贈られた。

ペレス・ガルシア博士は、その後インスリンを使ってあらゆる病気の治療を行ったようである。彼のあと

乳ガン消失

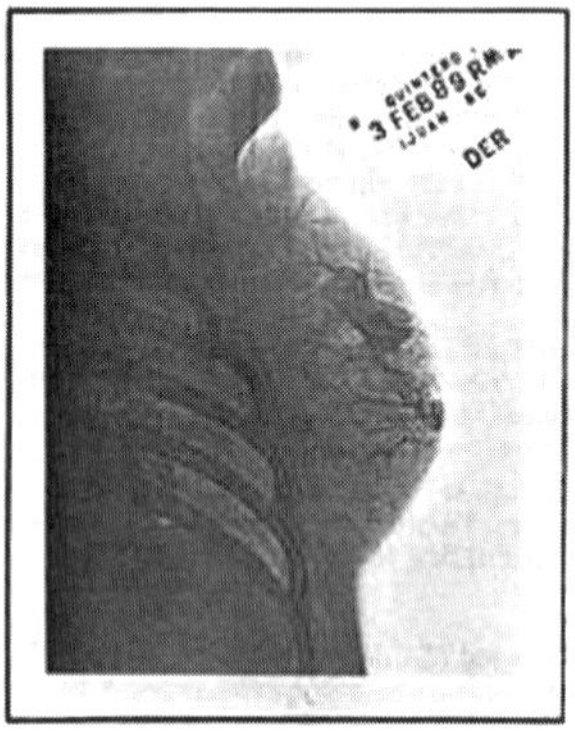

1989/2/3

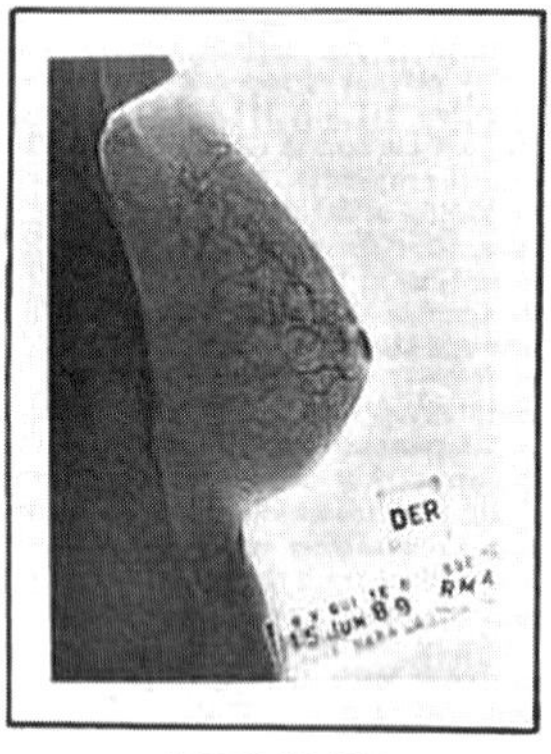

1989/6/15

46 歳女性
左は治療前の乳ガンのレントゲン写真である。乳房の上部に乳ガンが見えているのがわかる。そして右がＩＰＴ療法を 23 回行った後のレントゲンである。きれいにガンが消えていることが分かる。その後患者は再発も無く過ごしたということである。
European Journal of Cancer26(11-12)1262-3 http://iptq.com/donna_case.htm より。

を継いだのはその息子であり、その孫である。現在は孫に当たるドネート医師がこの治療を積極的に行っている。

１９４５年 Donato Ⅰは、ガン患者に対してＩＰＴ療法を行った。

１９８７年 Donato Ⅱ,Ⅲが、ＨＩＶ患者に対してＩＰＴ療法を行った。

１９９０年 Donato Ⅱ,Ⅲが、ガンとウイルス性疾患に対するＩＰＴ療法の特許を取得

ＮＩＨのＯＡＭ(office of alternative medicine)にＩＰＴ療法の器具が寄贈され、ＯＡＭで評価する計画になった。

乳ガン、肺ガン、卵巣ガンのステージⅣに対するＩＰＴ療法の前向きクリニカルトライアルのプロトコールが Great Lakes College of Clinical Medicine の Institutional Review Board に提出され受理された。

ガンに対しては１９４５年に最初の治療が行われている。そして、ＨＩＶやウイルス性疾患などに対しても治療が行われたとされている。

ガンに対しての治療効果はいくつかの論文があり食道ガンと大腸ガンに対してＩＰＴ療法によって、５-ＦＵ*を投与した際に抗ガン作用が増強したという論文もある。

また、乳ガンの患者に対して23回のＩＰＴ療法を行ったところ、乳ガンが消失

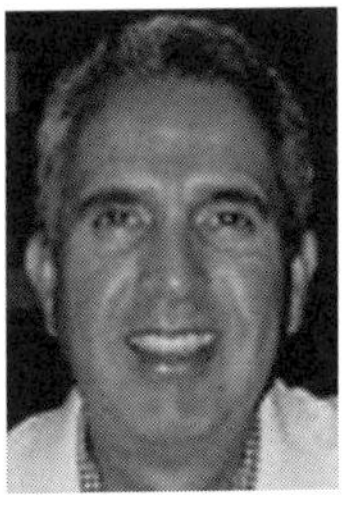

Donato Perez Garcia, MD (Dr. Donato Ⅲ)

5-FU

一般名フルオロウラシル。1956年にスイスのロシュ社によって開発された抗ガン剤で、日本では1967年に協和発酵が注射剤の販売を開始した。その後、軟膏、錠剤、ドライシロップ、座剤が開発された。消化器ガンに用いられる代表的な抗ガン剤。その他、乳ガン、子宮ガン、卵巣ガン、皮膚ガンなどにも使用。

した症例報告もある。

当院の症例を紹介

患者さんは49歳の男性で、大腸ガンが両側の肺に転移している。

２００５年8月に直腸ガンが見つかり9月5日に手術を行っている。直腸ガンを切除し人工肛門増設術を行った。その後、２００６年9月に両側の肺に転移が見つかった。当院では２００６年12月よりビタミンC点滴療法を行っている。ビタミンC点滴療法で肺の腫瘍は縮小と増大を繰り返していた。

最初は非常に効果があり縮小したのだが、まだ大きくなる。これを2年の間ゆっくりと経過した。ご本人の体調はビタミンCを始めてから順調に良好に経過した。それまでは抗ガン剤の副作用で疲れが生じたり、手足の痺れ感、だるさ、そして手のひらや顔面には色素沈着が顕著だった。ビタミンCの点滴をするとそれらの症状は明らかに改善した。しかし、ガンの完全な消失や縮小が見られたわけではない。むしろ、健康的に共存する形でガンと共にいた。

2008年の秋には他の病院でそれまで行っていた5‐FU（抗ガン剤）とハイパーサーミア[*]（保険医療機関で行う温熱療法）の治療が限界になった。つまり、ビタミンCを点滴で併用していたのだが、それでも体調が悪化しガンが大きくなり始めたのである。

患者さんと相談の上、抗ガン剤とハイパーサーミアを違った方法で治療する病院への転院を考えた。そして、その秋には転院となった。

この患者さんの場合はビタミンC点滴と徹底した食事療法で体力があった。また、ご本人の気力もあったので抗ガン剤の治療も耐えることができた。

そして、幸運だったのは抗ガン剤治療を担当している医師がガン治療について統合医療的な考え方を持っていたことである。

抗ガン剤の治療に関してはすべて決まりごとがある。特に抗ガン剤の量は決められていてそれに従って治療するのが通常だ。

ところが抗ガン剤でガンは完治することは少ないこともまた事実である。早期ガンのようにもともとガンが小さくて抗ガン剤で消えてしまうものなら問題ない。問題は進行ガンである。周囲の組織に浸潤している、または他臓器に転移している場合である。このような場合は抗ガン剤の適応になるのだが、周辺組織への浸潤や他臓器への転移があるということはすでにガン細胞は小さな忍者のよう

ハイパーサーミア(hyperthermia)
温熱療法のこと。ガン細胞は正常な細胞より温まりやすく、熱に弱い性質がある。同じ様に加熱しても、ガン細胞は正常な細胞に比べて、1～2℃高くなるために、正常な組織を破壊することなく、ガン細胞を死滅させることができる。

にＣＴやレントゲン、場合によってはＰＥＴ検査にも引っかからないような形で全身にばら撒かれつつあると考えたほうがいいだろう。

全身にばら撒かれているのだから抗ガン剤で全身に薬物が行き渡る様に投与するのである。ところが、しばしばガンは再発し、知らぬ間に遠隔転移する。これはなぜ起きるのか。抗ガン剤をあれほどつらい思いをして投与したのになぜ起きるのか？　これは進行ガンで再発した患者さんの皆さんに生じる正直な疑問だと思う。

それは、抗ガン剤は確かにガン細胞を死滅させる働きはあり、ＣＴやレントゲンで目に見えるような大きな塊は小さくなったり、場合によっては無くなることがある。これは事実である。しかし、細胞レベルで、すべてのガン細胞が体から無くなることはないのではないだろうか。むしろ、抗ガン剤の後の免疫力の低下によって、ガン細胞が後から後からどんどん湧き上がってくるように発生する。もしくは、抗ガン剤による細胞の傷害が新たなガンを引き起こす可能性も否定はできない。

そうすると、抗ガン剤の治療は、現在のように患者さんが副作用にも必死で耐えて頭髪が抜け落ちたり、免疫不全になり感染症で亡くなってしまうようなリスクを犯してまで行う必要があるのかという気持ちになる。

そういった反省もあり、現在では主流ではないけれども抗ガン剤の減量投与が行われている。これは抗ガン剤を副作用が出ないように、もしくは副作用がより少なくなるように減量して投与する方法である。これによって抗ガン剤の副作用を極力小さくし、そして同時にある程度ガン細胞をやっつけようという方法である。

先の患者さんは、この抗ガン剤の減量投与とハイパーサーミアのタイミング変更で再びガン細胞の縮小をみることができた。さらに、ＩＰＴを追加することによってガンの転移が消失したので、その説明をしたいと思う。

経過を、次の頁に日付を追って掲載している。ＩＰＴ療法は２００９年４月６日より３ヵ月間に合計17回行った。

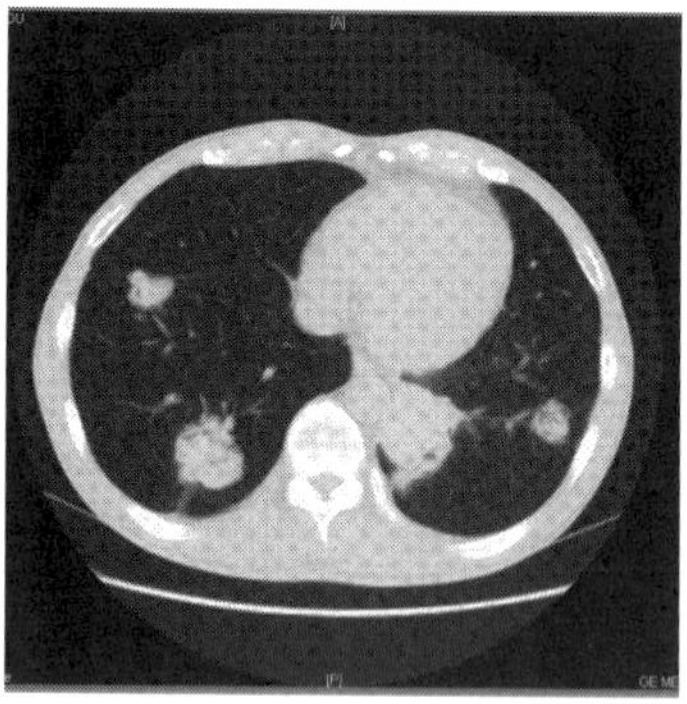

09/03/19
これは直前の肺のＣＴである。このCTでも向かって右側の肺に腫瘍が見える。

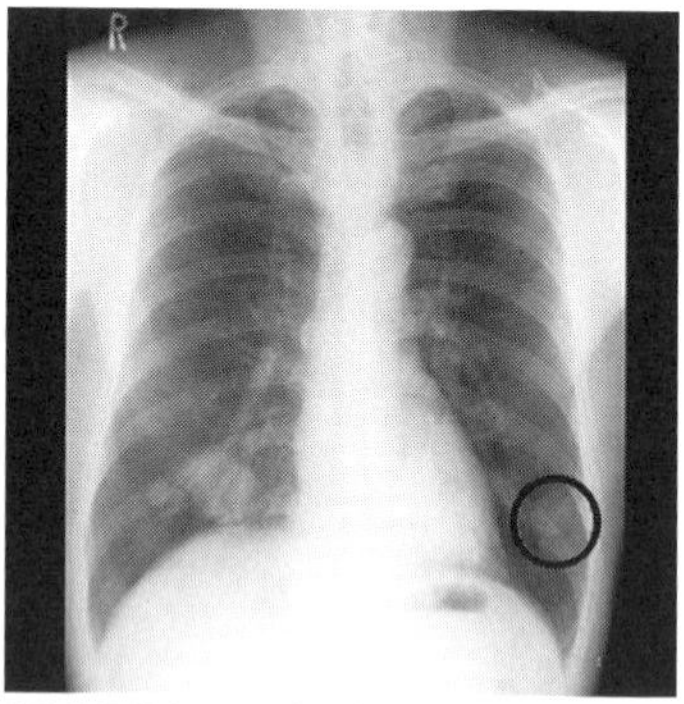

08/12/22　IPTを行う以前の写真で、直近のものがこれである。向かって右の肺の下の部分に○で囲った腫瘍が見える。IPTを行う直前の写真ではないが、ほぼ変化なく経過していたのでこの写真で見てもらうといいと思う（他院でのレントゲン）。

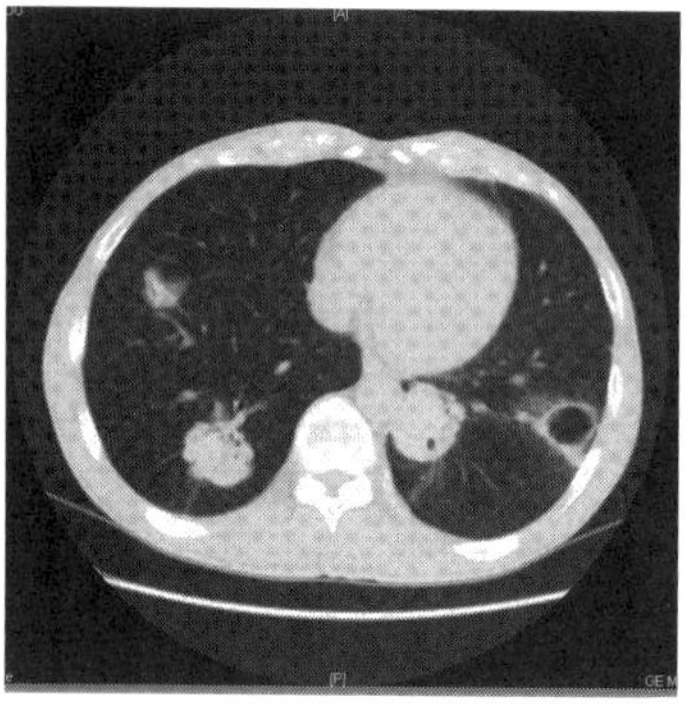

09/04/17
ＣＴでは４月17日には腫瘍には明らかな空洞が形成されている。（ＩＰＴ４回施行後）
このころから左の背部痛が見られるようになってきた。これは今から思えば背部のガン細胞が壊死を起こし吸収されてゆく中で炎症反応が起きていたものだと考えられる。そのころは少し心配もしていた。
何故ならば、ビタミンCがガン細胞を殺傷し、腫瘍内出血を起こした症例が報告されているからである。患者さんの血痰が増えていたからこれは腫瘍内部のガン細胞が壊死を起こしているんだと分かっていたからある程度安心していた。

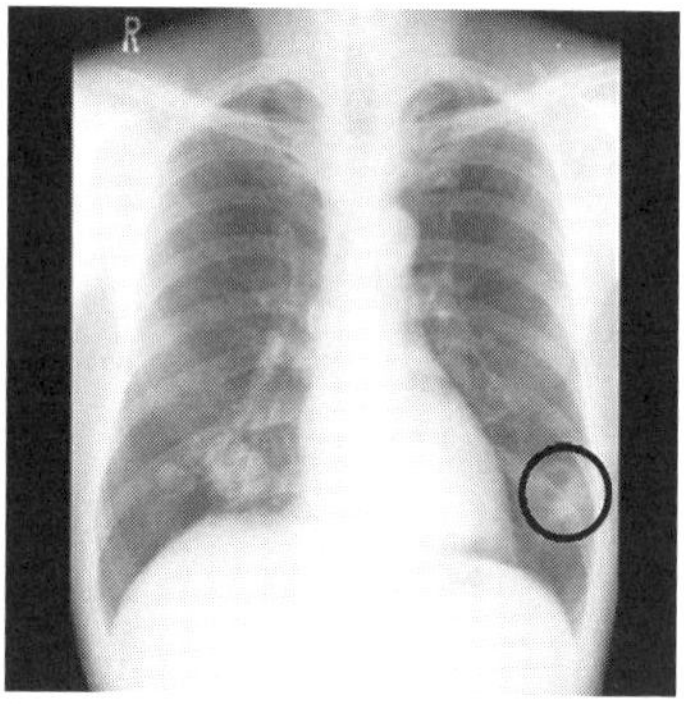

09/04/13　IPT2回施行後腫瘍に打ち抜いたような穴が開き、腫瘍が小さくなり始めている。このころから患者さんは咳に血痰が混じるようになってきた。最初は血痰が混じることでガンが悪化してきているのではと恐ろしくなったが、その後徐々にレントゲンにて改善が見られてくると、血痰がガン細胞の死骸であることに気がついて嬉しい気持ちになってきた。

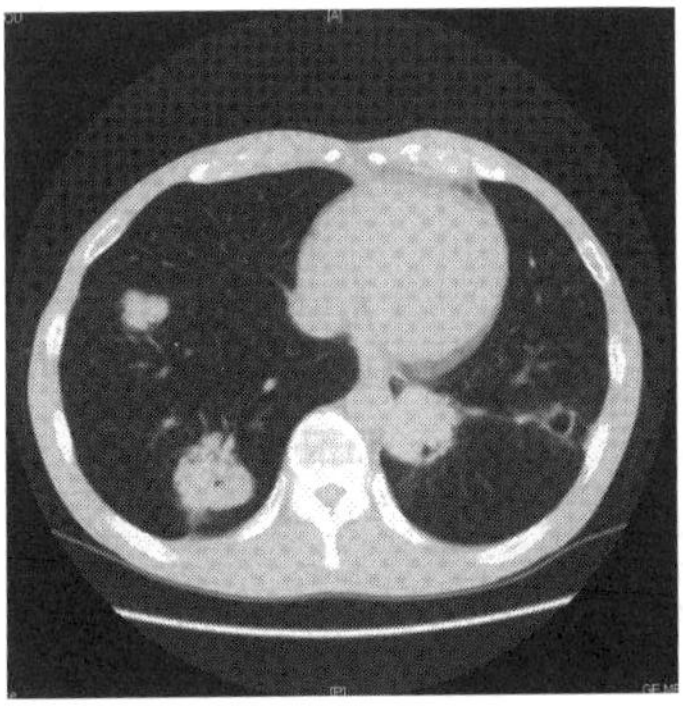

09/06/20
右の腫瘍は小さくなり左の腫瘍内部に小さな腫瘍壊死による空洞ができている。

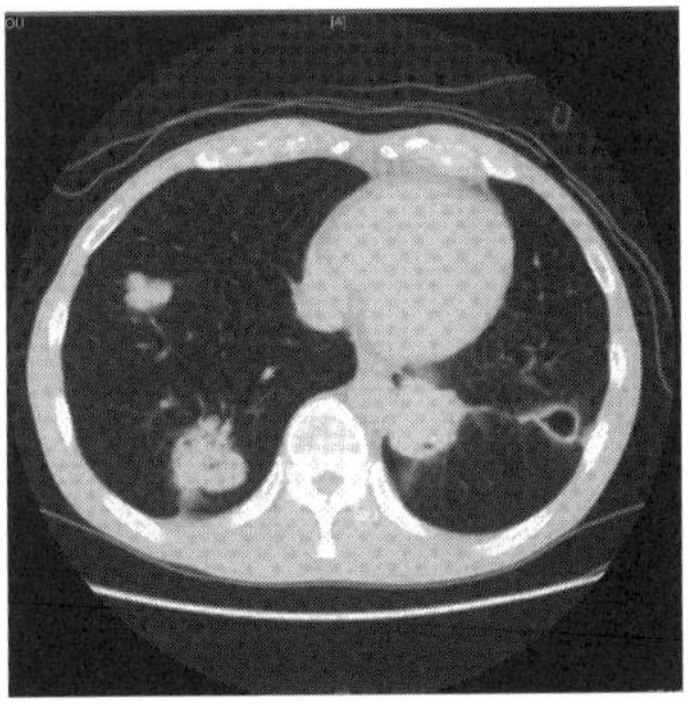

09/05/20
その後、腫瘍は徐々に空洞化し小さくなっていった。5月20日のＣＴでは少し小さくなった空洞が１ヵ月後の６月20日にはもっと小さくなってきている。そして左側に見える腫瘍の内部に小さな空洞ができてきているのが見える。

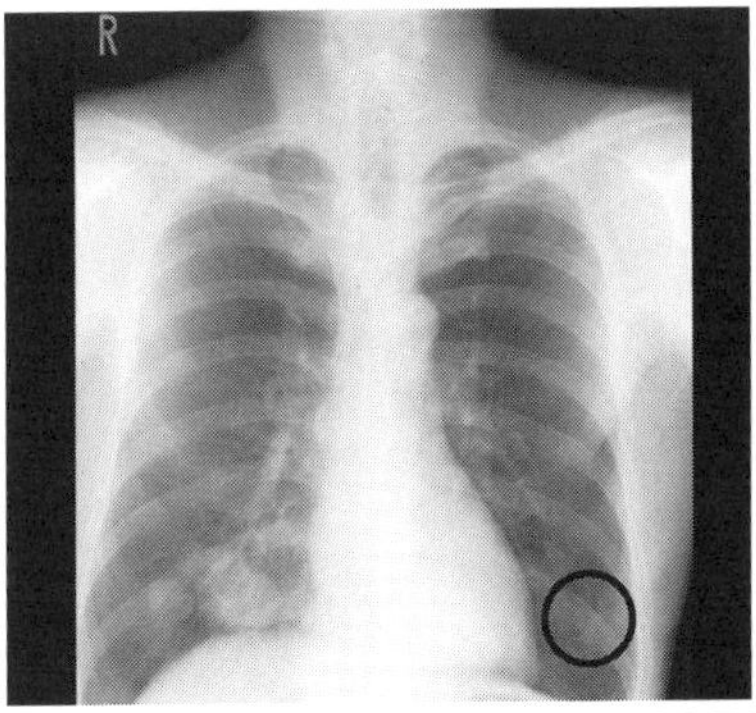

09/06/29　IPT17回後腫瘍はレントゲン上消失した。この写真を見たときには患者さんも私も喜んで笑顔になっていた。一部とはいえガンが消えたのだ。完全に消失したのだ。このときにガンの治療はなんと素晴らしいのだろうと感じた。と同時に、すべてのガンを消すのにどのくらいの治療が必要なのだろうかという思いがした。
確かに一部は消えたが、まだ残っている。どうすれば良いのか。このままこのＩＰＴの治療を続ければよいのかと考えていたが、患者さんからしばらくＩＰＴは休みたいと申し出があった。血糖値が下がる治療に疲れたのかなと思った。
実際ＩＰＴは私自身も行ったことがあるが、使うインスリンの量とそのインスリンに対する体の感受性で治療を受けた感じがずいぶんと違うようである。私は血糖値が低下してしばらく体がだるかったことを覚えている。患者さんも同じようなことをいっていたからきっとこの治療に疲れたのだろうと推察した。
他にもＩＰＴを受けた患者さんはいるが、多くの人はなんとも感じていなかった。むしろ気分良く治療できるという人も多かった。人によって受ける感じが違うのだろう。

◆IPTの有効例（Cellular CancerTherapy より）

・胆管ガン
・卵巣ガン
・肝ガン
・子宮ガン
・小腸腫瘍
・食道ガン
・白血病
・前立腺ガン
・肺ガン
・膣ガン
・胃ガン
・口唇ガン
・骨腫瘍
・直腸ガン
・リンパ腫
・皮膚ガン
・精巣ガン
・腺ガン
・乳ガン
・カポジ肉腫
・口腔ガン
・カルチノイド*
・喉頭ガン
・平滑筋肉腫
・子宮頸ガン
・軟骨肉腫
・頸部ガン
・メラノーマ*
・甲状腺ガン
・分化ガン
・大腸ガン
・粘液腫*

カルチノイド (carcinoid)

日本ではガンの一種として扱われるが、本来腫瘍ではあってもガンとは別物。

進行が非常に遅く、悪性腫瘍とは言い切れないが、良性腫瘍とも言えない。転移が明らかな例では悪性腫瘍と同等な扱いとなる。セロトニン、ブラジキニン、ヒスタミン、プロスタグランジン、カテコールアミンなどのホルモン様物質・神経伝達物質を産生する。肺・気管支、胸腺、膵臓などのカルチノイドは副腎皮質刺激ホルモン、抗利尿ホルモン、ガストリンなどを分泌する。

メラノーマ (melanoma)

「悪性黒色腫」と呼ばれる皮膚がん。転移をお越し死亡率も高い悪性な皮膚ガン。皮膚に黒褐色のメラニン色素を産生する細

・未分化ガン
・多発性骨髄腫
・リンパ腫
・骨肉腫
・上皮ガン
・ユーイング肉腫
・横紋筋肉腫
・線維肉腫
・精上皮腫
・ホジキン病*
・小細胞ガン
・non-ホジキン病
・奇形腫など

ＩＰＴの有効例としてガルシア医師が述べているガンの種類は以上のものがある。まだ私はすべてを経験したわけではないが、ＩＰＴのガン治療の歴史は50年以上あり、その中での経験であろう。いずれにしても相当の種類のガンに効果があったと述べられている。

◆治療回数、期間、副作用、禁忌
・週に1~2回（2~3回は可能）
・効果判定しながら継続、あるいは他の療法との併用を検討する
・禁忌：特に無い

胞があり、この色素細胞がガン化したもの。ほくろのように黒いが、色むらがあり形が非対照で、底辺がギザギザ。大きく成長していく。

粘液腫
心臓に発生する腫瘍。殆どが左心房内で、しかも心房中隔（しんぼうちゅうかく）の卵円に発生。腫瘍が大きくなると僧帽弁（そうぼうべん）にはまり込み、失神や突然死を起こすことがある。腫瘍の一部がはがれて血管を塞ぎ血流に影響を与えることがあるので注意が必要。

ホジキン病
悪性リンパ腫にはいろいろな種類があるが、それらは大きく「ホジキン病（ホジキンリンパ腫）」と「非ホジキンリンパ腫」に分けることができる。割合は、ホ

・副作用：吐き気、だるさ

ＩＰＴの実際において注意することは低血糖である。インスリンというホルモンを使用するために起こる低血糖であるが、糖尿病を持っている患者さんでインスリンの自己注射をしている人や、*電解質異常を指摘されている人、またはそのおそれのある人に対しても注意が必要である。副作用としては、低血糖による吐き気、だるさ、めまいなどが現れることもあり治療後も血糖値が安定するまでは要注意である。

ＩＰＴで使用した抗ガン剤はアミグダリンである。

アミグダリンについて

◆アミグダリンの歴史

・アミグダリンはドイツの科学者リービッヒが１８３０年に発見した。
・１８３４年には薬局方に掲載されていた。
・１８４８年には犬に対しての実験で毒性研究も行われている。

ジキン病が約10%。ホジキン病の症状は、多くの場合は、「頸部リンパ節の腫（は）れ」から始まる。痛みは無く、肝臓、骨髄、肺などに広がることもあります。頸部リンパ節とは、顎（あご）の骨より下で、鎖骨（さこつ）の辺りよりも上の領域にある首のリンパ節のことです。

電解質異常
体液である細胞内液や外液の電解質濃度が異常値を示した状態。ナトリウムやカリウム、カルシウム、マグネシウムといった無機の電解質は、腎臓の働きによって一定範囲の濃度に調節され健康を維持しているが、この濃度が一定に保てなくなると、様々な病状を示す。例えばナトリウムが不足すると血圧が低下しショック状態を起こすこともある。カリウムが不足する

・1907年にはメルクインデックスに登録された。
・1961年中国・朝鮮薬草調剤書に癌に効果があると記載がある。

アミグダリンは古い薬である。ネットなどで調べてみると賛否両論書いてあるが、アメリカの統合医療の医師たちはおしなべて皆使っているようである。では、それが何からできていてどんな背景を持ったもの（薬）かということに関しては意外にきちんとしたことを知らない人が多いようだ。

知らないながらに効くとか効かないとかという話が一人歩きしているようなので、きちんとした話をしてみたい。

まず、その成分は1830年にドイツの科学者リービッヒが発見したといわれている。もともとが杏の種に含まれている成分であり、杏を多食するアジアのフンザ地域の人たちが長生きすることから長寿の栄養素として考えられていた。

そして、その成分を分離したことからさまざまな実験が行われた。それは後述するとして、こういった長寿地域の研究などは実は歴史の年月に耐えたすばらしい何かを持っていると考えて間違いない。これを医学的に解明することはとても重要なことである。

ある地域の人々が長寿であった場合、そこからその長寿の原因を導き出すこと

と筋肉の働きに影響を与える。筋肉の塊である心臓がカリウム不足から不整脈、心不全を起こし、死に至る原因となることもある。

メルクインデックス(Merck Index)
米国メルク社が発行している、化学物質、薬品及び生物製剤事典。化合物名（及びその別名）、構造式のほか、融点、沸点、密度などの物性データ、参考文献などを掲載している。

はとても重要なことだと考えられる。というのは、長い期間にわたっての統計ほど確かなものはなく、そこには現在薬の効果判定で使われている*二重盲検法などよりもはるかに正確な歴史を持っているからである。

また1900年代初頭にはアメリカのリチャードソン・クレブス医師の親子二代によるガンの研究により、杏の種から抽出したアミグダリン（※レトリール）でガン治療に成功したとされている。その後、全米50州のうち大半の州において、ガン治療にレトリール療法が認可、採用されていたが、その後カリフォルニアレポートという政府の方針に則（のっと）った論文を元にしてレトリール、アミグダリンはガンの治療に認可が下りなくなっているのが現状である。

日本では昭和初期に東洋医学の権威、大塚医師書の中にも治療例が記載されており、札幌病院理科長の福島博士は一緒に治療され、カルテを論文発表、医学書の赤本にも掲載されたといわれている。（皮膚を通して行うアミグダリン療法）

また、大学での研究では大阪大学の片瀬教授を中心とした安田博士・加古博士・小沢教授のグループにより、顕微鏡での検査写真を含め臨床例があり、ガンの死滅率は、青酸のみで1％、ベンツアルデヒドのみで20％、青酸とベンツアルデヒド（ビタミンB17）では100％の死滅率と論文発表され、また「酸塩基からみるアミグダリン療法」の論文において、血液をアルカリ性にするとも発表してい

二重盲検法（にじゅうもうけんほう／Double blind test）
薬や治療法などの性質を、医師にも患者にも不明にして試験を行う。期待や予測による影響を防ぐ意味がある。患者だけに性質を不明にした検査法を「単盲検法」という。

レトリール
アミグダリンの別名。米国では、古くから杏・りんご・桃・梅・アーモンドなどバラ科の植物の果実の種から抽出した成分を「レトリール」と呼び、ガン治療（レトリール療法）をしていた。

る。

つまり、ある一定の評価は科学的にもあったのだが、なぜか医学の世界ではこういった自然の物質が抗ガン作用を持つことはタブーとされており、だんだん研究もされなくなり、否定的な論文がひとつでも出されると一切が収束に向かってしまう傾向がある。

高濃度ビタミンC点的療法はその最たるものと考えられる。雌伏（しふく）30年にしてやっと日の目を見たが、その間は医学会からもまったく無視される存在であった。

今でも公的な医学の世界では、少なくとも日本では認められていないのである。

アミグダリンは、ガン細胞を攻撃するが正常な細胞を攻撃しない
①ガン細胞は、βグルコシダーゼという酵素を持っており、アミグダリンを分解して細胞毒のシアン化物とベンズアルデヒドを放出する
正常な細胞は、これらの酵素がない
②正常な細胞は、シアン化物とベンズアルデヒドの毒性を除くための酵素ローダネーゼを持っている
ガン細胞は、これらの酵素がない
③米国および世界中でいまだに議論されている

※参考図書等

エド・グリフィンの本：World Without Cancer

ラルフモスの本：Cancer Industry

http://video.google.com/videoplay?docid=4312930190281243507

グリフィンの本のビデオ

アミグダリンの作用機序はとても面白い。まるでビタミンCが高濃度で過酸化水素を発生しガンをやっつけるのに、正常細胞は傷つけないのによく似ている。天然の物質にこういった働きがあることが何か自然のすごさを感じさせてくれる。

簡単にいうとアミグダリンはガン細胞に触れると分解される。それは特殊な酵素をガン細胞が持っていて、アミグダリンをシアン化化合物とベンズアルデヒドに分解するというのだ。ベンズアルデヒドはその後正常細胞内でローダネーゼによって酸化されて無害な安息香酸になる。安息香酸は我々にはなじみの物質である。しょうゆやマーガリンなどへ食品添加物として入れられていたり化粧品などに殺菌成分や静菌成分として含まれている。

一方でシアン化化合物はガン細胞を殺すことが分かっている。と同時に人間の体内ではシアン化化合物は正常細胞のローダネーゼにより分解されチオシアネートになるが、これは無毒である。
さらに、チオシアネートには血圧の調整機能もあるといわれている。これらからアミグダリン自体は分解されてガンに対してはシアン化化合物として猛毒を発生し、正常細胞に触れると無害な物質になるのである。こうしてみると自然は無駄なものを作らずに本当に人間にとって必要なものを作っているのだと感じる。

【アミグダリン】
・B17はガン細胞に触れてベンツアルデヒドになる。ベンツアルデヒドはローダネーゼにより酸化されて無害な安息香酸になる。
・安息香酸は殺菌、鎮痛作用、抗リウマチ作用をもっている。シアン化化合物はローダネーゼによりチオシアネートに変わり。これは全く無害な物質である。
・チオシアネートは血圧の調整作用をもっている。
・B17は赤血球の数を増加させる働きがある。
Journal of Pharmacology andExperimental Therapy.Maxwell and Bischff,49:270.

【シアン処置をするとガンの成長を抑制する】

・ガンのネズミに青酸化合物ガスを長時間吸入させた。この処置をしたネズミのうち、多くのネズミが完全にガンから治癒した

・進行中や回復中のネズミを解剖して観察した結果、両方ともガンの転移は無かった。

The effect of Prolonged Cyanide Treatment on The Body and Tumor Grouwth in Rats. American Journal of Cancer.1935.25:592

また、面白いことにシアン化化合物は青酸カリなどが有名で猛毒であることは周知のことであるが、実はガンに対しても猛毒のようである。

ある研究では、ガンを持つネズミに青酸化合物ガスを長時間吸入させると多くのネズミが完全にガンから治癒したという報告もある。そして、すべてのネズミを解剖してみるとガンの転移は治癒しているネズミにも、ガンを持っているネズミにもまったく見られていなかった。

これから、青酸化合物には少なくともガンの転移を抑制し、またガン自体を縮小する効果があることが分かる。

アミグダリンはこの青酸化合物を分解して放出し、かつ正常細胞はこの化合物

を無害にすることができるのなら、副作用の無い抗ガン剤といえるだろう。

アミグダリンのガンに対する効果

アミグダリンがシアン化化合物とベンツアルデヒドを生成することは分かったが、どの成分がガン細胞を殺す効果があるのか。ある論文がそれを示している。

シアン化化合物とベンズアルデヒドは単独でガン細胞を殺すのはそれぞれ1%と20%であった。しかし、両方を同時に投与するとガン細胞はほぼすべて100%が死滅した。そして、今度はアミグダリンを投与しそこにガン細胞の持つβグルコシダーゼを加えると100%のガン細胞が死滅した。

これはまさしく、シアン化化合物とベンズアルデヒドという単独の物質での投与も実際にアミグダリンという物質を投与しても結果的にはガン細胞が100%死滅することを示している。アミグダリンは各種のガンに有効、かつ無毒である。


【腹水ガン細胞を使った試験管内の実験】
・シアン化物はガン細胞の1%、ベンツアルデヒドは20%のガン細胞を殺した。
・両方を同時投与すると100%のガン細胞が死滅した

・アミグダリンにβグルコシダーゼを加えるとシアン化物とベンツアルデヒドを同時に放出して１００%腹水ガン細胞を殺した。

Amygdalin Claimed nontoxic Anti-cancer Therapuetic Agent. Infectin Disease 1971.10.15

そして実際に杏を多食しているフンザ人にはガンが発見されなかったという報告がある。つまり、これは統計的に見てもアミグダリンの効果には歴史的の洗礼を受けて、なお輝かしい部分があるということではないだろうか。

【杏を日常多食しているフンザ人にはガンが発見されなかった】

フンザ王国、ヒマラヤ山脈、世界的な長寿国、１２０歳以上が何人もいるフンザ人にはガンが発見されなかった。この国には豊富な杏があり、これを日干しにして日常多食している。

アメリカ医師会雑誌 1922.1.7.The Journal of The American Medical Association J.A.M.A

第五章

統合医療の受け方

統合医療はどこで行っているのか?

まず、統合医療はどこに行けば行われているのだろう。

通常に患者さんが受けている保険診療とはまったく違う診療内容になるし、統合医療は診療科目に載せることはできない。だからインターネットで情報を取り、ネット上に統合医療について紹介してある医療機関を探すほかはないだろう。

また、統合医療といっても私が今回書いたような点滴療法を中心とする治療方法と漢方薬や鍼灸などの東洋医学を主体にするところがあるようである。それぞれ医師の得意分野があり、詳細はその医師が情報発信しているホームページや雑誌の特集などで調べるとよいだろう。

また、点滴療法研究会という組織があり私も所属しているが、そのメンバーの名簿を巻末に掲載させていただいた。また、「点滴療法研究会」ホームページを参照してみるのもよいだろう。

http://www.iv-therapy.jp/index.html

治療中の心構え

「ガン治療においてもっとも大切なことは何か」と問われたら、私は患者さんの治りたいという気持ちが一番大事だと答えている。絶対に自分は治るんだ、頑張るんだという湧き上がってくる気持ちが必要である。

私の患者さんの中でも長期にわたって進行ガンを持ったまま共存している人は、生きることへの執着が強い。というか、どうしても自分は生き抜くんだという気迫に満ちている気がする。ガンは落ち込んだ気持ちや希望のない気持ちがあるとドンドンと付け込んできて体を蝕んでゆく。これに対抗して、「自分はどうしても生きぬく」という気持ちが大切である。

ガン患者さんでガンと共存している人のことを「ガンサバイバー」という言い方があるが、まさしく、ガンとの戦いで生き残った人という意味だろう。生き残るのだから生き残るだけの頑張りも必要だと思われる。ぜひガンに負けずに頑張って欲しい。

そのためには絶対に患者さんに「あなたにはもう治療法はありません。ホスピスに行って残りの人生を（それも数ヵ月と短い期間を宣告される）過ごしてください」などと医師は言ってはならないのである。

逆にいえば、「まだ何とか治る方法がある。まだまだ治療法があるんだ」という確信が無いと患者さんもガンとは戦えない。それを可能にするのが統合医療だと私は考えている。

治療中の生活について、食事、運動、気晴らし

ガン治療で大切なのは医師による治療が一番重要性が高いということはもちろんであるが、患者さん自身もできることがある。それは食事であり、適度な運動であり、気晴らしなどの精神涵養である。この項目はどれをとってもないがしろにできない。いや、これだけでガンの末期のほうがよくなったということも報告されている。実際には医療がなければ難しいと思うけれどもこれらの重要性は統合医療を受ける、受けないにかかわらず重要であることは間違いない。

食事に関してはいろいろな本が出ているが、基本になるのは「食事でガンの予防効果がある」というデータがあるので、それを基本にした食事方法だろう。それは動物性脂肪を減らすこと。牛乳摂取を減らすこと。玄米菜食を心がけること。

果物を食べること。季節の野菜を食べること。水分を十分に取ること。日本の伝統的な食事、野菜や芋、豆などの煮物をたくさん食べること。魚を食べること。豆腐・納豆を食べることなどである。

塩分を控え、白い砂糖を使わないこと。人口調味料を控え、サラダにかけるドレッシングなども自家製にして添加物が極力入らないようにすること。そして、食事によって太らないことも大切である。体重は標準よりも増えないこと。つまり肥満はガンにもよくないのである。

また、運動に関しては体を動かすことが人間にとって必要であり自然な行為であることを肝に銘じることである。現代社会において、我々がもっとも忘れているのは肉体の存在である。太古から人間は体を動かして狩をし、農耕を行ってきた。現代人はそのことを忘れている。体を動かすことといったら、私など仕事にかまけていると電子カルテの入力でキーボードを叩くこと位になるときもあり、大いに反省しなければならない。もちろんそうならないように週に2回から4回程度の運動を心がけるようにしている。適度な運動はストレスを発散し、成長ホルモン、性ホルモンを分泌する。汗をかくことで体の老廃物を流しだし、多少のデトックスにもなる。

また、世の中は安易なアンチエイジングに走りがちであるが、そんなものはきちんとした食事習慣や運動をしてから始めるべきことである。食事習慣を改めないで体に悪いものをたくさん詰め込み、運動もしないものだからそういった物質が体から消費されて出てゆくこともない。それが老化の大きな原因である。

そして、意外と患者さんが気にしていないことであるが、睡眠時間の大切さについては声を大にして言いたいと思う。睡眠時間は非常に大切である。質の高い睡眠で熟睡をすることが体の免疫力を高め、疲労を回復させ、ストレスを緩和することは周知のことである。短い睡眠時間では長寿は無理である。粗食で食事が少ない人は長寿であるが、睡眠時間が短い長寿の人という話は寡聞にして知らない。

毎日8時間の睡眠はとるようにしたいものである。また、深い熟睡ができない人はカーテンを遮光できるものにしたり、メラトニンというサプリメントを内服することも必要である。

治療費について

統合医療を受ける際によくいわれるのは自費なので高いでしょう。ということである。しかし、実際に統合医療のガン治療は高価なものになるのだろうか。

例えば抗ガン剤治療を1年間行えばおそらく入院費用も入れれば平均で300万円以上かかるのではないだろうか。もちろん抗ガン剤を1年間投与し続けたら副作用も出るだろうし、そのために副作用で緊急入院して仕事もできなくなることもあるだろう。そうすると治療費はもっとかかることになる。仕事ができなくなることも考えたら収入が減るために損失は大きなものとなるだろう。ひょっとしたら治療費と収入減で500万円くらいの負担になるかもしれない。

そう考えるとビタミンC点滴を週に2回したとしても、クリニックによって値段は違うが1週の金額は4万円から6万円の間であるから、年間200万円から300万円程度だろう。

そして、ビタミンCで副作用が出て入院となることはまずないから収入面での損失は考える必要もないことになる。

これなら医療費自体は問題ない範囲だと思われる。問題は自己負担である。保険が利かないのであるからそこをどう考えるかである。保険の仕組みを考えてみると自己負担は1割とか3割という決まりはあるが、実際には高額医療費は還付制度がある。これはある一定の限度を超えた医療費は支払う必要がなく、還付されるという制度である。

上位所得者　121、800円＋（総医療費－609、000円）×1％
一般　63、600円＋（総医療費－318、000円）×1％
低所得者　定額35、400円

※1 低所得者とは，市町村民税非課税世帯をいいます。
※2 上位所得者とは，所得額が年額 670万円（月額56万円）を超える世帯をいいます。
※3 一般とは，低所得者，上位所得者以外の世帯をいいます。

これで見ると、月額35、400円か、604、000円程度、または12万数千円程度が限度額のようである。では、還付された分だけ医療機関や製薬会社が値段を下げてくれるのだろうか。そんなわけはなく、しっかり支払われるのである。そうでないと誰も薬を売ってくれないだろうし、治療もしてくれないだろう。

その還付される分はしっかりと保険者といわれる健保組合や国から支払われているのである。つまり、自己負担はないといってもその分の費用は結局保険料とか国家の社会保障のための税金が増えることでまかなわれているのである。

だから、決して還付されてよかったというわけではなく、その分を保険料の値上げや税金の値上げ（最近では消費税を上げるといっている）でまかなっているのである。そう考えると、統合医療の費用も決して高額ではないのではないだろうか。

また、最近ではガン保険でも通院特約などもあるし、徐々に先進医療に対する保障も出てきている。これから先、統合医療の費用をカバーする保険が出てくることを願うばかりである。

野中式ガン統合医療法

ガン治療に関しては2つの方法論が考えられる。ひとつはガン自体を攻撃する治療法で、抗ガン剤や放射線療法がその代表と考えられるだろう。

抗ガン剤や放射線療法は副作用が必ず出現することがデメリットであるが、効き目は副作用に応じてそれなりに強いといえる。

しかし、統合医療を行う身としてはなるだけ副作用が出ない方法があるのだから副作用を出さない治療を是非患者さんにはお勧めしている。場合によっては抗ガン剤との併用を勧めることもある。

その中でも抗ガン剤の低容量投与は最近になって注目されている治療法である。これは抗ガン剤によって延命があまり望めない場合に考えられた治療法である。

このような場合には、むやみにガンを攻撃しても逆に免疫力を低下させてしまい、寿命を短縮させてしまう。だから、抗ガン剤を低容量で投与して、ガンを縮小させる力が弱い代わりに、免疫系を弱らせないという方法が有効である。

この方法のメリットは、ガンが縮小しないけれども、大きくなるスピードが遅くなる可能性があること。そして、免疫系に与える影響が少ないことである。

他に併用する治療法があれば延命もさらに可能だと考えられており、統合医療を行う医師にとってはもっとも考え方もなじみやすい方法である。

統合医療はもちろん併用することを勧める。その際に私が重視しているのは、余命が1年以内だといわれている際にはガンに対する攻撃的な治療法と免疫を補助する治療法の双方を併用することである。これによって通常療法と統合医療の得意とする部分が重なり合い、相乗効果も期待できる

治療法の併用

攻撃的治療	免疫補助的治療
抗ガン剤の低容量投与	低容量ナルトレキソン
高濃度ビタミンC点滴	ビタミン剤大量内服
アルファリポ酸点滴療法	温熱療法
免疫細胞療法	ホルミシス療法
ＩＰＴ療法	鍼灸
アミグダリン点滴療法	

からである。

■高濃度ビタミンC点滴療法

高濃度ビタミンC点滴療法が併用できない抗ガン剤として「メトトレキサート」がある、それ以外なら併用は問題ないだろう。もちろん、高濃度ビタミンC点滴療法での効果も対照疾患によって、患者さんにより、まちまちの結果になるかもしれない。しかし、それは抗ガン剤でも同様で、それがガン治療のむつかしさでもある。

ただし、高濃度ビタミンC点滴療法には副作用がほとんど無いことは前述したとおりである。だからこそ、抗ガン剤の副作用に困っている患者さんやもともと免疫力が低下気味で抗ガン剤が使えない患者さんにも十分使用する価値があると考えられる。

■アルファリポ酸点滴療法

この療法は、肝臓ガン、すい臓ガンの肝臓転移、B細胞リンパ腫、肺ガン（小細胞ガン）に効果があったとDr. Berksonによって報告されている。どの症例も末期、または進行ガンであったことを考えると、素晴らしい臨床効果を上げていると考えてよいだろう。

注意点があるとしたら国内に存在しないこの点滴を輸入しなければならないことだろう。そして、体重に応じて使用量を変更することも必要である。通常は400mgから600mgを使用するが、患者さんによっては300mgでよい場合もある。副作用としては点滴している腕に灼熱感を感じることがあるという。この場合は点滴を溶解している溶媒の量を増量することが必要である。

また、副作用としては大きなものは無いといわれているが、日本ではサプリメントのアルファリポ酸の服用で低血糖を引き起こした症例が報告されている。また、アルファリポ酸の点滴内に他のビタミン類を入れることをしないようにいわれている。ビタミンCなどと併用すると血栓を作ることが報告されているからである。

点滴投与のプロトコールは1日2回の点滴を2週間（休日2日を除く5日を2回、つまり2週間で10日間）継続することである。その後は2ヵ月から3ヵ月ごとにこの2週間投与を繰り返すことが薦められている。

または、患者さんがクリニックの近くに住んでいる場合は毎日2回の点滴を2週間（上記どおりに10回）繰り返した後は週に2回点滴をする方法がある。

■アミグダリン点滴療法

この治療法は主にアメリカの統合医療を行っている医師たちが特に好んで使っているようである。私が調べただけでも数十人のガン専門の統合医療の医師たちがその有効性について述べている。

アミグダリン点滴の典型的な処方例は毎日9gの点滴を約2、3週間の間投与するというものである。アミグダリンは転移ガンに特に効果があり、転移性の肺ガンを60%減少させたという報告もある。また、乳ガンと骨ガンの患者に対して延命効果が報告されている。

■免疫細胞療法

同様に攻撃的なガン治療としては、免疫細胞療法がある。これはNK細胞療法、樹状細胞*療法、ガン免疫ワクチン療法などいくつか種類があるが、それぞれが免疫細胞の働きでガンを攻撃する点では変わりがない。また、この治療法はさまざまな大学病院で先進医療として取り入れられていることである。先進医療とは大学病院などで行われている医療で、保険は利かないが厚生労働大臣の認可を受けた治療法のことをいう。

種類が多くあるが、どの治療法がより効果的かはまだ検討されていない。ただ、

樹状細胞
抗原提示細胞の代表的なもの。細胞表面を樹木の枝のように伸ばしていることからこのように呼ばれる。抗原提示細胞とは、ガン抗原を把握し、Tリンパ球にそれを提示する。Tリンパ球はそれを元にガン細胞を見つけ出し攻撃をする。

この治療法も副作用はほとんど無く、あるとすれば免疫反応であるから、発熱したり、まれにアレルギー反応が出る程度である。

当院ではNK細胞療法を採用しているが、すい臓ガンの末期の患者さんに治療したところガンが縮小した。当然抗ガン剤は効かなくなっていたので中断していたのだが、抗ガン剤の担当医師が縮小しているのを見て抗ガン剤を再開して逆に副作用が出てしまった例がある。

この場合などは、免疫細胞療法と高濃度ビタミンC点滴療法を行っていたので、これだけを継続していればよかったのではないかと考えている。

■ＩＰＴ療法

使う抗ガン剤によってもその効果が分かれると考えられる。私自身の経験した症例ではアミグダリンとともに5－ＦＵという抗ガン剤も使用した。抗ガン剤は最大1万分の1の極少量でも通常量の抗ガン剤と同様の効果を発揮するという論文もあったが、ＩＰＴのプロトコールでは抗ガン剤の投与量は通常量の５％から10％が薦められている。私の症例でも濃度は５％であった。

これらの攻撃型の治療を行いながら併用するべきなのが上記の免疫補助的治療である。もし、攻撃的治療ばかりをしていたら人間の体でバランスが取れるだろうか？　戦争でもスポーツの試合でも自分が攻めてばかりいたら疲れてしまって自分からの攻撃すらできない状態になりはしないだろうか？

免疫系はある意味ガンに対する攻撃に疲れている自分を癒してくれる治療だともいえる。人間は細胞でできていて、その集合体である。その集合体が攻撃ばかりできるはずがないのだから逆にいえば細胞レベルでも攻撃ばかりしている治療は効果がなくなると私は考えている。

■低容量ナルトレキソン

睡眠前に内服するだけの治療法である。そして夢を見るのが副作用という、なんだか狐につままれているような害のない薬である。実際に私も内服することがあるが、翌日の朝の目覚めのよさは相当なものである。つまり、遠足を楽しみにしている子供のように朝の目覚めがよろしい。

今日は脳内にかなり幸せホルモンが分泌されたんだなあと、感じながら仕事や遊びに出かけるのである。

この簡単な治療が約60％の末期ガン患者に効果があったという臨床データがあるのだ。ぜひ患者さんにもドクターにも使って欲しい治療法である。

■温熱療法

ビタミンCとの併用で人間の大腸ガンの細胞レベルでの実験では、ガン細胞の死亡率が2倍以上になることが確認されている。もともと温熱は免疫系を活性化してガンへの防御になる。さらに42度C以上になるとガン細胞は死滅するというデータもある。実際に人間の体内にあるガンを42度C以上にすることは不可能に近いが、体温を1度か2度上げるだけでも免疫が上がるのだからすべての患者さんに行って欲しい治療法である。

温熱療法にも高周波のラジオ波を使ったハイテクのものから温泉につかって体を温めるものまでいろんなものがあるが、私のクリニックでは遠赤外線の温熱機を使っている。これでも全身から汗が吹き出るくらいに体が熱くなる。いろんな方法を試してみればいいと思う。どの方法がよくてどの方法が悪いなどは比較したデータもないので分からないが、温熱効果があればよいとおもう。

■ラドンガス吸入療法

また私が自分自身に対してもよく行っているのがラドンガス吸入療法である。体が少し体調不良のときにラドンガスを吸い込むと私は眠くなる。約1時間の治療中快適に眠る。そして目覚めは爽快である。ラドンガスが放出する放射線によって細胞に微細な損傷が起き、その損傷を治癒する過程でさまざまなホルモン活性、免疫活性が向上し、ガン抑制遺伝子の活性までもが向上するといわれている。

玉川温泉や三朝温泉が昔からガンを治癒する温泉だといわれているのはその温泉の出すラドンガスが要因である。そのことが分かってきたのも最近だが、その原理を利用したラドンガス吸入療法は理にかなったそして免疫反応を向上する治療法だといえるだろう。本来なら温泉場のような快適な場所で自然に囲まれて治療ができたら最高だと思う。

というのもアメリカのクリニックなどは非常に広大な敷地に自然に囲まれた環境で患者さんに治療を行っている。場所にも癒されるのである。治療機械だけで患者さんが治るのならよいが、そうでもない。ガンに関してはまさしく体と心の治癒が大切である。体の治療中に自然の力を借りて全体的な治療するのはまことに理にかなっている。

■鍼灸治療

当院では鍼灸治療も行っている。多くの方がご存知のように自律神経免疫療法という治療法がある。

この治療は自律神経を副交感神経優位にすることでガンに対する免疫を高める

というのがその方法論である。そのために指の爪の横を鍼で刺激する治療法である。

患者さんに、ご自身で「爪もみ」といって爪の周りをもんだり刺激することをしていただいたり、鍼灸で自律神経に効くつぼを刺激したりしている。

私自身鍼灸師について習ったり鍼灸に習熟した医師から習っているが、「効く」鍼灸は例外なく最初神経の奥深くに響き渡るような刺激がある。解剖的には大きな神経に決して当たっているわけではなく、おそらくは末梢神経の大きな幹から出た枝の部分に当たっているのだろう。

置き鍼といって鍼をさしたまま10分程度放置するのであるが、この10分間に完全に体が副交感神経優位になるのが分かる。体が温かくなり、適度な疲労感がでる。頭がぐっすり寝た後のようなやわらかいモワモワした感じになり眠気が残っているようである。

ガンの患者さんにはこの鍼のあと鍼の頭の部分に灸をつけて仕上げとすることもある。体が熱くなりポカポカする。

このようにさまざまな治療法を組み合わせ、患者さんに最大のメリットがある方法を模索するのが統合医療といえるだろう。

■内服療法について（サプリメントと薬）

さらにいえば、遠方であったり点滴が苦手で点滴療法ができない方であっても内服療法という考え方もできる。最初のほうで書いてあるが、ビタミン剤の内服療法である。これは大量の抗酸化物質であるビタミン剤を内服する療法である。ビタミン剤といっても末期ガン患者の治療において延命効果が認められているので点滴ができない人でも行ってみるとよいだろう。

また、ビタミン剤以外にもナルトレキソンも内服薬であるから同様に使用できるし、サプリメントで他にガンに効果があったとされるものも多少はある。そのエビデンスレベルを見ながら使用することが重要だろう。

サプリメントで重要なのはガンに対する効果があったとされるものでも製造メーカーが違えば中の成分の含有量に違いがあったり、また製造方法に違いがあることが多い。薬品の場合はそんなことはなく一定の基準を満たしていなければ製造が認められないので我々は安心して薬を使えるのだが、サプリメントはその中に成分が必要量は入っていなかったり、成分自体が違うものが入っていたりする。それが大きな問題である。

また、きちんとしたデータもなく、ガンに効果があると宣伝する商品もあり、騙されないようにすることが大切である。

最終章

ガンになってよかったと思えること

ガンになってよいことなんて、実際ないし、誰しもガンになりたい人はいない。しかし、ガンになったとしたら理由があったはずである。極度のストレスを長期間抱えていたとか、体に悪い食生活を長年続けていたとか……。

もしそのまま続けていたらガンはもっと他の場所にも出てきたかも知れないし、別の病気になるかもしれない。それを早期に修正して生活習慣を正すきっかけになったと考えてはいかがだろうか。

例えば、毛髪検査で体内に水銀やヒ素がたくさん溜まっていたとしよう。そして、食生活も外食が中心で運動もほとんどしていない。すると体に有害物質である食品添加物が蓄積しやすい環境だったといえるだろうし、運動不足による老廃物の蓄積もあっただろう。それがガンの原因になった可能性もあるし、これからもそんな体内環境が続けば、新たな疾患の発生になるかもしれない。

それを通常医療ではできないガンの遺伝子検査や毛髪検査での有害金属の蓄積などを検査して医師から示してもらったら、治療法はあるのだし生活の習慣を変えることは可能である。そして、その知識で自分の周りにいる人々に良きアドバイスを与えることもできるのである。そう考えるとこれから前向きに考えるひとつの方法だといえるだろう。

自分の人生を振り返ってみよう・感謝の気持ちを持とう

ガンになって余命を考えたときに自分の人生を振り返るきっかけにもなるのではないだろうか。今までの自分の人生を振り返り、思い出すことも多いだろう。苦労したこと、頑張ってやってきたこと。家族の愛を感じたこと。友人から与えられたこと。そして自分がしてきたこと。失敗もあっただろうし、成功したこともあっただろう。経済的、社会的な成功、失敗いずれもあったかもしれない。

しかし、人生はどんな人間にも平等な限られた時間でしかないという事実に、はっとするのではないだろうか。お金も社会的な名誉もあの世には持っていけない。生まれたときも裸、死ぬときも裸である。この親からもらった体だけを持って生まれてくるし、死んでゆく。その「死」を意識して今までの人生を感謝し、残された人生を有意義に生きようと考える機会が突然与えられたともいえるだろう。もちろん、余命は統合医療でまだまだ伸ばせる可能性が大いにある。そこで新たに自分の人生を見つめ直すよい機会になったと考えることもできるだろう。

ガンは、慢性疾患であるだけに、レッドカードはまずない。イエローカードをもらって何を考えるべきか？

先に述べたように、ガンは末期だとしても時間がある。交通事故や不慮の災害で命を落とした方に比べたらいろいろとする時間がある。その間にできることを考えてみることも大切である。

もちろん、治療が一番大切だ。これも、患者さんがいろいろと勉強して自分自分のガンを治すくらいの気持ちでいて欲しいと思う。医師任せにしてきたから、通常医療だけが正しいという世間の「常識」に任せて自分で考えなかったから、「余命宣告」という一方的な考えを押し付けられたのではないだろうか。自分で保健医療以外にも治療法があると分かっていれば、調べていれば、「余命宣告」をいいなりに押し付けられることはないのである。

また、時間があるのだから今までの人生よりももっと健康的な生活を送ろうと考えてはいかがだろうか。それは食生活の見直しや、運動について考えてみることでもある。

また、充実した人生について考えるひとつのきっかけとして捉えてはいかがだろうか。「充実した！」という気持ちは前向きな感情を引き出し、ガンに対しても有効だと考えられるからである。

特に、ガンの発見を契機として、生活習慣の見直しを図ることをお勧めする。生活習慣の見直しは以下の項目を見直すとよい。

・食事の習慣
・食べてはいけない、避けるべき食事
・積極的に食べるべき食事
・運動習慣
・睡眠
・気分よく暮らす

ガンがあっても生き抜く作戦を練る

ガンになっても統合医療の力で生き抜くための方法論を自分なりに考えてみたい。

先ほどからいっているが、自分で自分の治療の方針を決めよう。三大治療しか知らない医師たちに自分の人生の余命や期限を決定されるいわれはない。自分でいろんな治療法の可能性を考え、統合医療の医師に相談してはどうだろう。その際に自分としてはどんな治療をしてみたいとか、どんな治療が効果があったのか、その時点でのエビデンスレベルを質問してみよう。統合医療も常に進歩している。今まで無かった大規模な統計が出ているかもしれないし、症例報告で効果があった症例の報告が増えてくるかも知れない。そういった情報は統合医療の医師たちに遠慮なく訊いてみればよい。

また、現在はインターネット上のブログやホームページにそのような情報を記載している医師もたくさんいる。研究者もいる。患者さん自身もいる。そのような情報を見聞きすることは患者さんにとっても治療に対するモチベーションを高めることになるし、治療する際にも安心感があると思う。

ぜひ前向きに治療を受けて欲しい。

あとがき

本当に患者さんには生き残って欲しい。心からそう思う。幼い子供を残して亡くなってゆくガン患者さんのテレビドラマがあったり、本が出版されたりしている。逆に末期ガンから生還した患者さんの情報は非常に少ない。

しかし、ガンとともに共存している方や回復している方も多くいるのが事実である。なんだかマスコミの情報を見ていると、ガンになったら「蛇ににらまれた蛙」のように身動きができなくなり、死を受け入れるしかないかのような情報が流れている。それは本当だろうか？

もともと日本人は世界でもガンになる人が少なかった民族なのだ。それが経済発展とともに、食事の習慣が欧米化してきたと同時期に、食品添加物がたくさん食事に入ってきてから、どんどんガン患者さんが増えてきた。

日本人の遺伝子が変わったわけではないだろう。昔はガンが少なかったのだ。環境の変化、食事の変化、社会の変化がこの病気をもたらしていることは間違いない。

だったら、食事を元に戻してはどうだろう？　昭和初期の貧しかった日本といわれた頃の食事に……。本当にそれは貧しいのだろうか。実は健康的でおいしくて、貧しいどころか栄養が豊富で健康的な食事だったのではないだろうか。

そして懐かしい味のする食事ではないだろうか。

私は、日本がそんな食習慣に戻ればいいなと考えている。いつでもどこでもコンビニで弁当が買えて食べられることが決して豊かな社会とは限らない。第一、こんなに朝から晩まで働いてきて日本は豊かになってきたといえるのだろうか。いまだにＧＤＰではアメリカについで世界第2位の日本だが（そろそろ中国に抜かれるが）どうして住宅は狭く、生活用品の価格は高いままなのだろう？　どうして食品の価格も服の価格も欧米と比べて高いままなのだろうか？

それは、いまだに日本が、政治的に弱い立場にあることも関係しているだろう。医療に関しても薬の値段が高いことも明らかだし、手術用の器具も高価なままである。心臓ペースメーカーの価格が日米で倍程度の価格差があることも事実である。

また、アメリカ人の医師に会う機会が増えてから、日本で医療を行っている医師の過酷な仕事ぶりも異常だということが私なりに分かってきた。

詳細は書かないが、アメリカ人医師は日本人医師の仕事量を聞いて「クレイジー（気が狂っている）」という。まさしくそんなクレイジーな仕事をこなしているわが同僚の医師たちが、忙しさゆえのストレスからガンの患者さんに対して優しい気持ちを持てないとしたら、こんな不幸な国はないと思う。

もっと国民みんながガンに興味をもち、食事に気をつけて欲しいと思う。経済的な発展のために身をすり減らしてストレスを溜めて、体に悪いジャンクフードや添加物の豊富な（！）食事を当たり前のように食べ、ガンになってゆくのは見ていて決して正しい社会のあり方ではない気がする。

もっと仕事の内容に誇りを持ち、人のためになる仕事をしているんだという気持ちで、確実な仕事をする日本人、伝統食を愛し守り、健康に気をつけて決して便利だからという理由で体に悪いものを摂らないという矜持（きょうじ）を持って欲しいと思う。

それには我々医療側が正しい栄養についてもっともっと啓蒙活動を行い、ガン治療に関しても統合医療の情報を発信して、ガン以外の治療についてもさまざまな治療法を提示する必要があると思っている。

最後まで読んでくださった読者の方には本当に感謝します。この本を読んで少しでも統合医療に関心を持ち、健康について自分で考えていただければ、筆者としては最大の喜びです。

ありがとう。

平成23年2月2日　野中一興

点滴療法が受けられる 医療機関リスト

●クリニック名 医師名	●住所	●電話番号
SAM CLINIC 清水研吾	北海道 札幌市厚別区上野幌3条6丁目5-6	011-215-6120
医療法人 五月会 小笠原クリニック札幌病院 小笠原篤夫	北海道 札幌市南区真駒内上町1-1-25 グリーンプラザ真駒内公園ビル	011-582-1200
医療法人社団 正寿会 秋山記念病院 秋山實男	北海道 函館市石川町41-9	0138-46-6660
えんどう桔梗こどもクリニック 遠藤明	北海道 函館市桔梗5-7-16	0138-47-3011
緑の森皮膚科クリニック 森尚隆	北海道 札幌市中央区北2条西3丁目 朝日生命札幌ビル5F	011-221-0002
さっぽろ内科クリニック 蔦原紳	北海道 札幌市北区北7条西5丁目7-1 札幌北スカイビル4F	011-717-3131
クリニーク アンジェ牧山内科 牧山九重	北海道 札幌市西区山の手3条12丁目1-34	011-632-0123
産科・婦人科 響きの杜クリニック 西谷雅史	北海道 札幌市中央区南2条西27丁目1-9	011-632-8331
はやしたくみ女性クリニック 林巧	北海道 札幌市中央区大通西25丁目1-2 ハートランド円山 3階	011-640-8845
オアシスレディースクリニック 竹原正輝	北海道 札幌市中央区南22条西11丁目1-48 山鼻メディカルビル4F	011-512-2525
医療法人社団 恩和会 旭川高砂台病院 恩田芳和	北海道 旭川市高砂台 1丁目	0166-61-5700
医療法人社団 竹桜会 小関内科医院 小関純一	北海道 帯広市西19条南2丁目27-12	0155-36-3535
医療法人サンライブ 杉元内科医院 杉元重治	北海道 釧路市中園町24-10	0154-22-2261
医療法人社団 芳佑会 高柳クリニック 高柳芳記	北海道 釧路市南大通1-3-5	0154-43-0211

●クリニック名 医師名	●住所	●電話番号
士別市立上士別医院 吉田晃吉	北海道 士別市上士別町 16 線南 3	0165-24-2250
市川内科電力ビルクリニック 市川恒次	宮城県 仙台市青葉区一番町 3-7-1	022-262-5755
仙台いたみのクリニック 江場克夫	宮城県 仙台市太白区長町南 4-5-28-107	022-246-9713
松浦医院 松浦麗子	秋田県 秋田市将軍野南 1-14-73	018-845-4768
十日町ようこクリニック 深瀬洋子	山形県 山形市十日町 3-2-8	023-623-9200
ロマリンダクリニック 富永國比古	福島県 郡山市駅前 2-11-1	024-924-1161
古川産婦人科 隅越かつ子	福島県 郡山市本町 2-10-11	024-922-1155
鶴町皮膚科クリニック 鶴町和道	茨城県 土浦市荒川沖西 1-17-4	029-842-3046
医療法人光潤会 平間病院 美容診療部 藤本美津夫	茨城県 下妻市江 2051	0296-44-7661
岩間東華堂クリニック 岩間誠	茨城県 水戸市泉町 3-1-30 岩間東華堂ビル	029-300-7110
ソフィア A.C. クリニック 坂本宏泰	茨城県 水戸市千波町 864-1	029-305-0107
藤沼医院 藤沼秀光	栃木県 河内郡上三川町梁 347	0285-53-7105
医療法人 松寿会 松山医院 松山淳	群馬県 前橋市大手町 2-4-5 松寿会統合医療点滴センター	027-221-5297
前橋温泉クリニック 岩波佳江子	群馬県 前橋市北部第三土地区画整理 31-2	027-230-1139
植田歯科 植田晋矢	群馬県 伊勢崎市中央町 10-19	0270-23-3435
伊香保クリニック 新倉保美	群馬県 渋川市伊香保町伊香保 99-4	0279-72-4114
あいあいクリニック 塚本善峰	埼玉県 さいたま市大宮区桜木町 2-4-14 堀口ビル 3 F	048-650-5005
ヒロ美容クリニック 岡浩子	埼玉県 川口市栄町 3-9-18 糟谷ビル 4 階	0120-241-929
医療法人順齢會 おだやかライフ内科クリニック 西澤寛人	埼玉県 越谷市 東町 2-8　イオンレイクタウン MORI 2F	048-990-3235
医療法人社団 愛和病院 丸山規雄	埼玉県 春日部市金崎 702-1	048-746-7071
目時クリニック 目時彰	千葉県 市川市市川南 3-3-23	047-321-1787
船橋ゆーかりクリニック 寺田伸一	千葉県 船橋市本町 5-3-5 伊藤 LK ビル 4F	0120-12-4103
医療法人社団 清美会 マリンクリニック 三橋清	千葉県 浦安市入船 4-1-1 新浦安中央ビル 2F	047-382-3838
協和医院 斉間頼子	千葉県 銚子市唐子町 8-33	0479-30-4855
医療法人社団 TIK 大手町さくらクリニック 西山寿子	東京都 千代田区大手町 2-3-6 三菱総合研究所ビル B1	03-3279-0178
九段クリニック分院 阿部博幸	東京都 千代田区九段北 1-11-4 新光ビル 6F	03-3263-0511
三番町ごきげんクリニック 澤登雅一	東京都 千代田区三番町 8-1 三番町東急アパートメント 1101 号室	03-3237-0072
番町クリニック 加藤直哉	東京都 千代田区五番町 1-9 MG 市ヶ谷ビル 3F	03-3263-9515
健康増進クリニック 水上治	東京都 千代田区 5 番町 1-9 MG 市ヶ谷ビルディング 5F	03-3237-1777
辻クリニック 辻直樹	東京都 千代田区麹町 6-6-1 長尾ビル 8 階	03-3221-2551
医療法人社団喜美会 自由が丘クリニック 古山登隆	東京都 目黒区八雲 3-12-10　パークヴィラ 2 F	03-5701-2500
ソフィアイーストクリニック日本橋 尾崎道郎	東京都 中央区日本橋 3-4-11 マツオカビル 5 階	03-5204-0567
銀座上符メディカルクリニック 上符正志	東京都 中央区銀座 2-7-10 銀座ワカホ第 2 ビル 6 階	03-5524-5588
銀座Aクリニック 斎藤糧三	東京都 中央区銀座 7-10-5 デュープレックスビル銀座タワー 5F	03-3289-1721
かみや町駅前クリニック 原野悟	東京都 港区虎ノ門 4-2-4 ヨシノビル 5 階	03-6450-1375
新橋駅前内科クリニック 岳マチ子	東京都 港区新橋 1-15-7 新橋 NF ビル 5F	03-3593-7660

●クリニック名 医師名	●住所	●電話番号
リナメディカルクリニック 齋藤良子	東京都 港区新橋 2-16-1 ニュー新橋ビル 305- C	03-6273-3210
麻布十番まなみウィメンズクリニック 今井愛	東京都 港区麻布十番 1-5-19 ラトリエメモワールビル 2 階	03-3405-0928
クリニックモリ 長谷川時生	東京都 港区元赤坂 1-1-5 富士陰ビル 5 F	03-5772-1192
統合医療 赤坂ＡＡクリニック 森吉臣	東京都 港区赤坂 3-13-10 新赤坂ビル 5 階	03-3585-1211
CLINIC YANAGISAWA 柳澤紘	東京都 港区高輪 4-5-2-203	03-5449-6622
品川イーストワン スキンクリニック 水野寿子	東京都 港区港南 2-16-1 品川イーストワンタワービル 3F	03-5479-3388
文京クリニック 倉根修二	東京都 文京区千駄木 1-23-3	03-3823-6614
トータルライフクリニック本郷内科 馬渕茂樹	東京都 文京区本郷 3-3-12 K's ビル 2 階	03-5689-2691
川口クリニック 川口英昭	東京都 荒川区東日暮里 5-52-2 神谷ビル 5F	03-5811-7555
医療法人社団 白報会 おくど総合診療所 篠田暁与	東京都 葛飾区奥戸 4-16-17	03-3696-8101
つるかめクリニック 高橋正樹	東京都 江戸川区松島 1-41-20 グランソレイユ 2F	03-5879-2100
医療法人社団七海会 内田医院 内田千秋	東京都 江東区東陽 3-27-32 玉河ビル 4F	03-5677-5677
医療法人社団 盛心会 タカラクリニック 高良毅	東京都 品川区東五反田 2-3-2-9 F	03-5793-3623
AIBI クリニック 相原邦行	東京都 品川区西五反田 1-24-4 タキゲンビル 203 号室	03-5948-5882
東海渡井クリニック 渡井健男	東京都 大田区東海 3-2-1 大田市場内事務棟 2F	03-5492-2711
医療法人社団青王会クリニック Do 田園調布 本庄達哉	東京都 大田区田園調布 3-24-1	03-3721-9980
岩田レディースクリニック 岩田美智恵	東京都 大田区田園調布 1-6-11 1F	03-3722-1272
つのおクリニック 角尾彰信	東京都 渋谷区渋谷 3-9-9 東京建物ビル 1F	03-5464-5515
渋谷塚田クリニック 塚田博	東京都 渋谷区桜丘町 11-2 フィオーレ桜丘 1 F	03-5728-6881
クリニカメディカ東京 吉田靖志	東京都 渋谷区松濤 1-1-3 ジョワレ松濤 2F	03-6407-4117
西村内科循環器科クリニック 西村文朗	東京都 目黒区中根 2-12-1 K&K ビル 3F	03-5731-0788
オザキクリニック祐天寺院 坂田修治	東京都 目黒区祐天寺 2 丁目 8 番 16 号 K・I・T ビル 1F	0120-741-901
オルソ心療内科クリニック 藤森理子	東京都 目黒区下目黒 1-2-2 泰山堂ビル 4 F	03-5437-3035
医療法人 KYG 医療会 ハタイクリニック 西脇俊二	東京都 目黒区中町 2-47-22 統合医療ビル	03-3719-8598
医療法人 良優会 駒沢腎クリニック 中村良一	東京都 世田谷区駒沢 1-19-8 アーバネスト駒沢 3 階	03-3411-7377
オザキクリニック 小崎有恒	東京都 新宿区歌舞伎町 1-1-17 エキニア新宿 7F	03-5155-0449
（医）回生會 新宿溝口クリニック 溝口徹	東京都 新宿区新宿 3-11-6 エクレ新宿 601	03-3350-8988
巣鴨クリニック 空閑和人	東京都 豊島区巣鴨 2-4-2 岡田ビル 3F	03-3918-1666
池袋 2 丁目医院 北野新弓	東京都 豊島区池袋 2-53-8 秋島ビル 3 F	03-3981-9505
医療法人 翠宏会 たじま医院 石井宏則	東京都 豊島区池袋 2 丁目 61 番 5 号エシール K.T 1F	03-3971-0388
ハートクリニック練馬春日町 岡英孝	東京都 練馬区春日町 5-33-30 メディカルガーデン春日町 1F	03-5971-8550

●クリニック名 医師名	●住所	●電話番号
岡田クリニック 岡田匡司	東京都 武蔵野市吉祥寺本町 1-4-14 ミヤケビル 5F	0422-26-9029
社会福祉法人浴光会 国分寺病院内浴光アンチエイジングセンター 高木智匡	東京都 国分寺市東恋ヶ窪 4-2-2	042-313-7766
医療法人社団 回心会 回心堂第 2 病院 川西秀徳	東京都 日野市万願寺 2-34-3	042-584-0099
ウェルメディカルクリニック 中島勝彦	東京都 町田市小山町 920-2	042-797-3737
創見皮フ科クリニック 大浦澄夫	東京都 町田市能ケ谷町 69-1 鶴川インペリアルビル 4F	042-735-6287
武蔵小杉内科・漢方・循環器 横瀬友好	神奈川県 川崎市中原区下沼部 1810-1 シティハウス武蔵小杉 2 階	044-430-1248
ふるたクリニック 古田一徳	神奈川県 川崎市麻生区百合丘 1-19-2 司生堂ビル 1 階	044-959-5116
横浜クリニック 青木晃	神奈川県 横浜市神奈川区鶴屋町 1-7-12 ハウスプラン横浜ビル 2 F	045-290-5315
菊名記念病院 山本芳子	神奈川県 横浜市港北区菊名 4-4-27	045-434-5600
サイ・クリニック 井泉尊治	神奈川県 横浜市 都筑区池辺町 2443-1	045-933-1887
イーハトーヴ クリニック 萩原優	神奈川県 横浜市青葉区美しが丘 2-18-9 ニューライフビル 202	045-902-7240
関田医院 半田真一	神奈川県 横浜市磯子区森 2-25-16	045-752-3026
スピックサロン・メディカルクリニック 柳澤厚生	神奈川県 鎌倉市小町 2-12-30 BMビル 3 F	0467-22-3000
かしわぎクリニック 柏木利幸	神奈川県 綾瀬市深谷 3950-1	0467-71-0307
医療法人社団 加藤医院 加藤浩平	神奈川県 茅ヶ崎市東海岸 2-1-52 茅ヶ崎メディカルビル 1F	0467-82-2602
水野内科クリニック 水野春芳	新潟県 三条市月岡 1 丁目 23 番 48 号	0256-32-3582
ナガサト太陽クリニック 永里敦	石川県 金沢市田上第 5 土地区画整理地 10 街区 2-2	076-222-7787
金沢美容外科クリニック 河田牧男	石川県 金沢市千日町　1-13	076-247-4700
山中温泉医療センター 近澤博夫	石川県 加賀市山中温泉上野町ル 15-1	0761-78-0301
北村内科医院 北村康	石川県 白山市倉光 7-41	076-274-3800
はたクリニック 羽田有果	長野県 松本市開智 2-3-48-6	0263-33-0667
まるやまファミリークリニック 丸山哲弘	長野県 飯田市大瀬木 1106-2	0265-32-1666
細川医院 細川嘉彦	岐阜県 岐阜市江川町 25-2	058-262-6333
えんどう歯科クリニック 遠藤為成	岐阜県 関市西本郷通 2-2-29	0575-24-6900
医療法人 崇仁会 船戸クリニック 船戸崇史	岐阜県 養老郡養老町船附 1344	0584-35-3335
医療法人 輝陽会 ナチュラルクリニック 21 久保賢介	岐阜県 高山市下林町 517-6	0577-37-7064
吉村眼科内科医院 吉村尚美	静岡県 三島市長伏 224-7	055-984-1333
みず乃痛みのクリニック 大島正幸	静岡県 三島市緑町 4-11 グリーンタウンタナカ 1F	055-972-8113
医療法人慈友会 トモノ医院 伴野隆久	静岡県 静岡市葵区東鷹匠町 24	054-245-6236
ティースエクセレントクリニック 伊藤俊英・廣岡孝	静岡県 浜松市中区松城町 211-3	053-415-8888
鈴木クリニック 鈴木浩三	静岡県 磐田市寺谷 338-2	0538-38-3222
朝岡医院 朝岡昭子	愛知県 豊橋市大橋通 1-89	0532-55-3182
医療法人 広瀬クリニック 広瀬滋之	愛知県 刈谷市若松町 6-37	0566-24-6622
清里記念クリニック 鈴木麻里	愛知県 名古屋市西区二方町 40 イオンモゾワンダーシティ　4 階	052-506-0222
まきクリニック 齋藤載次	愛知県 名古屋市中区大須 3-30-60 大須 301 ビル 4 階	052-262-3266
医療法人社団 聖友会 内藤メディカルクリニック 内藤康弘	愛知県 名古屋市中区正木 4-8-7 れんが橋ビル 5 F	052-681-1731
加藤内科クリニック 加藤久視	愛知県 名古屋市東区飯田町 34	052-935-6000
佐井泌尿器科・皮フ科クリニック 佐井雄一	愛知県 名古屋市天白区平針 2-1906 KMビル 2 F	052-847-5110
こじま健康管理センター 牧野和彦	愛知県 豊田市下市場町 6-21	0565-36-6151

●クリニック名／医師名	●住所	●電話番号
医療法人 仁徳会 大川外科胃腸科クリニック 大川洋史	愛知県 丹羽郡扶桑町大字高雄字伊勢帰 133-2	0587-92-3155
医療法人 白山会 白山外科クリニック 寺澤利昭	愛知県 春日井市白山町 5-21-8	0568-51-5552
医療法人 こいで耳鼻咽喉科 小出明美	愛知県 尾張旭市三郷町栄 10	0561-53-3711
医療法人香風会 こだま内科クリニック 児玉佳久	愛知県 一宮市栄四丁目 1-24	0586-71-1270
医療法人友愛会 慶友整形外科 中村俊夫	三重県 桑名市増田 599-1	0594-23-8800
医療法人 三友会 桑員クリニック 橋爪勝	三重県 桑名市大字桑部 589-1	0594-23-0208
やまかわクリニック 山川謙輔	三重県 桑名市大仲新田 286-16	0594-32-9778
医療法人 飛鳥メディカルクリニック 山口透	三重県 津市乙部 5-3 フェニックスメディカルセンタービル内	059-213-7615
西井一浩クリニック 西井一浩	三重県 松坂市高町 1-17	0598-52-2410
医療法人 祐森クリニック 祐森泰郎	滋賀県 大津市和迩中浜 444-1	077-594-5611
小児科おくだ医院 奥田晃朗	滋賀県 大津市 丸の内町 9-30	077-510-0620
四条アンチエイジングクリニック 朽木律子	京都府 京都市下京区四条通高倉西入立売西町 76 アソベビル 8 F	075-257-3666
村上内科医院 村上正志	京都府 京都市山科区四ノ宮垣ノ内町 1	075-501-2551
（医）青進会 景山医院 景山精二	京都府 京都市右京区西院西今田町 9-5	075-323-6680
大北メディカルクリニック 石黒伸	大阪府 大阪市北区梅田 1-12-17 梅田スクエアビル 4 F	06-6344-0380
グランジョイクリニック 道上育子	大阪府 大阪市北区梅田 1-1-3 大阪駅前第 3 ビル 18F	06-6457-1880
浜口クリニック梅田 濱口雅光	大阪府 大阪府大阪市北区芝田 1-1-27	06-6371-2136
新大阪クリニック 天野洋之	大阪府 大阪市淀川区西中島 6-1-26 大旺第一ビル 3 F	06-4805-7500
かわい内科クリニック 川井勇一	大阪府 大阪市城東区東中浜 3 丁目 7-15	06-6962-3133
篠原歯科 篠原裕之	大阪府 大阪市東成区大今里 1-1-8	06-6977-6020
医療法人清學会 鶴見診療所 益田收二	大阪府 鶴見区鶴見 3-4-17	06-6933-0005
心斎橋スリーアロークリニック 田中陽一郎	大阪府 大阪市中央区南船場 4-7-11 南船場心斎橋ビル 303	050-3786-3331
医療法人 十美会 トキコクリニック 小村十樹子	大阪府 大阪市中央区南船場 4-7-6 心斎橋中央ビル 6F	06-6241-6663
高島クリニック 高島正広	大阪府 大阪市中央区南船場 3-8-7 三栄ムアビル 10F1001 号	06-6253-3444
医療法人仁善会 田中クリニック 田中善		06-6711-3770
奥野病院 奥野幸彦	大阪府 大阪市生野区生野西 2-3-8 電気館ビル 1 階	06-6719-2200
CS クリニック 大井節子	大阪府 阿倍野区天王寺町北 2-31-4	06-6448-3653
水都メディカルクリニック 升川健司	大阪府 大阪市西区京町堀 1-8-5 明星ビル　1 F	06-6451-9020
岡藤クリニック 岡藤龍正	大阪府 大阪市福島区福島 1 丁目 1-51 堂島クロスウォーク　4 F	06-6568-7308
みきこクリニック 中垣美紀子	大阪府 大阪市浪速区幸町 1-2-2	06-6841-3232
堀江産婦人科 堀江彰	大阪府 豊中市 中桜塚 4-7-3	06-6875-4103
たけのこクリニック 安田優	大阪府 吹田市青葉丘北 11-21	06-6877-2236
峯クリニック 峯尚志	大阪府 大阪府吹田市山田東 1-11-1	072-631-7354
医療法人再生未来 乾がん免疫クリニック	大阪府 茨木市西駅前町 5-36-501	06-6902-5251
乾利夫	大阪府 守口市金田町 6-14-17	
たかはま歯科医院 高濱勉	大阪府 枚方市津田駅前 2 丁目 17-1-108 グランコープ津田 1 F	072-896-1180
医療法人 東洋堂土方医院 土方康世	大阪府 茨木市春日 3-11-29	072-627-3755
たけい産婦人科クリニック 竹井啓裕	大阪府 富田林市藤沢台 1-4-1	0721-28-4103
大浜クリニック 池井康人	大阪府 堺市堺区大浜南町 2-2-16 チェリーヒルズ　1 F	072-223-0610
尾崎クリニック 尾崎晋一	大阪府 堺市東区大美野 150-5	072-234-3001
井之上メディカルクリニック 井之上容子	兵庫県 神戸市 中央区北長狭通 2-5-9 グランドプラザトーアビル 4F	078-325-1585
	兵庫県 神戸市中央区雲井通 6-1-5-2F	

●クリニック名／医師名	●住所	●電話番号
いしはらクリニック 石原豊子	兵庫県 神戸市西区桃台 5-6-3 西神オリエンタルホテル２Ｆ	078-261-8971
医療法人 健裕会 中村医院 中村宏臣		078-993-0166
医療法人社団 くぼクリニック 久保清景	兵庫県 神戸市垂水区小束山本町 3-2-28 トリプルＡクリニックビル 202	078-784-0770
医療法人社団 芦屋ベンクリニック 卞勝人	兵庫県 芦屋市船戸町 5-5 エベン・エゼル芦屋　３Ｆ	0797-25-1241
杉原医院 杉原伸夫	兵庫県 西宮市上甲東園 3-6-21	0798-57-5527
みやけ内科クリニック 三宅光富	兵庫県 西宮市神楽町 11-27 ブルーノ夙川　2F	0798-23-3899
ユニコの森 村上こどもクリニック 村上博	兵庫県 西宮市長田町 1-20	0798-69-0335
ほりいクリニック 堀井髙久	兵庫県 西宮市今津社前町 2-5-104	0798-33-1036
ＳＩＮＧＡ宝塚クリニック 林博文	兵庫県 宝塚市武庫川 3-7	0797-87-1263
大島内科クリニック 大島誠一郎	兵庫県 姫路市飾磨区構 3-233	079-233-3320
鷲家診療所 勝城悦郎	奈良県 吉野郡東吉野村鷲家 1744	0746-42-0507
医療法人 青心会 郡山青藍病院 野中家久	奈良県 大和郡山市本庄町 1-1	0743-56-8000
吉川内科循環器科 吉川博之	和歌山県 海南市幡川 187-1	073-484-2525
医療法人 好生堂 和崎医院 和崎雄一郎	島根県 鹿足群津和野町後田ロ 405 番地	0856-72-0025
安田内科医院 安田英己	岡山県 岡山市北区清輝本町 3-28	086-222-5718
医療法人 輝鳳会 新大阪クリニック・岡山 金雄一	岡山県 岡山市北区大供 2-1-1 セシルビル１階	086-226-6621
医療法人 高志会 倉敷光クリニック 柴田高志	岡山県 倉敷市新倉敷駅前町 2-40-2	086-522-8433
すばるクリニック 伊丹仁朗	岡山県 倉敷市新倉敷駅前 2-29	086-525-8699
医療法人社団 寿会 永山医院 永山多寿子	広島県 広島市中区白島北町 10-1	082-221-2811
かいせいクリニック 海生英二郎	広島県 広島市中区鉄砲町 5-7 広島偕成ビル７階	082-224-1111
中崎医院 中崎育明	広島県 広島市南区宇品海岸 2-10-19	082-251-7871
広大前皮ふ科内科 澤木知子	広島県 東広島市西条町下見 4471-2 マンション香月 303	082-493-5650
海風診療所 沼田光生	山口県 周南市銀南街１ 徳山センタービル７Ｆ	0834-33-0889
医療法人哲樹会 真弓内科医院 真弓愛	香川県 高松市塩上町 2-2-6	087-835-2321
まえだ整形外科外科医院 前田直俊	香川県 坂出市室町 3-1-13	0877-46-5056
医療法人愛生会 上里医院 上里隆信	香川県 坂出市江尻町 836-5	0877-45-8111
特定医療法人財団エム・アイ・ユー麻田総合病院 麻田ヒデミ	香川県 丸亀市津森町 219 番地	0877-23-5555
若葉クリニック 藤田博茂	香川県 善通寺市上吉田町 4-4-2	0877-62-2222
医療法人社団みとし会 クニタクリニック 大西敏行	香川県 観音寺市柞田町甲 1888-1	0875-25-1577
医療法人社団 素耕会 冨士クリニック 藤田周一郎	香川県 観音寺市観音寺町甲 3002	0875-25-3692
医療法人社団 桑島内科医院 桑島靖子	香川県 東かがわ市三本松 751	0879-25-0771
久保皮膚科クリニック 久保勝彦	愛媛県 松山市木屋町２丁目 5-2	089-924-3566
立花クリニック 仲田裕	愛媛県 松山市立花 3-3-25	089-987-6680
久保皮膚科クリニック 久保映子	愛媛県 今治市馬越町３丁目３番 38 号	0898-34-1211
医療法人社団 樹人会 北条病院 村上公則	愛媛県 松山市河野中須賀 288-5	089-993-1200
うしおえ太陽クリニック 野中一興	高知県 高知市竹島町 13-1	088-805-0070
医療法人 志宏会 山北診療所 伊藤泰雄	高知県 香南市香我美町山北 1304-1	0887-54-2220
つるどめ乳腺・大腸・肛門クリニック 鶴留洋輔	福岡県 北九州市小倉南区葛原東三丁目２番７号	093-471-0881
医療法人 あおば かたやま脳外科内科クリニック 片山成二	福岡県 北九州市小倉南区企救丘 3-17-3	093-961-0019
医療法人 専心会 木村専太郎クリニック 木村専太郎	福岡県 南区三宅 3-16-18 パーク・サンリヤン大橋Ａ棟 101 号	092-554-8800
（医）三誠会 ひまわり病院 高崎正直	福岡県 粕屋郡屋町大字仲原 88-1	092-938-1311
医療法人 林外科医院 林裕章	福岡県 宗像市田久 4-15-12	0940-33-5577
医療法人聖療会 青木胃腸科・内科 青木優美		

●クリニック名 医師名	●住所	●電話番号
医療法人 田中宏明・内科胃腸科クリニック 田中宏明	福岡県 福岡市博多区吉塚 7-1-50	092-611-7806
	福岡県 城南区片江 4-1-6	092-864-0007
医療法人 FAA おおつかクリニック 大塚由美	福岡県 福岡市早良区次郎丸 2-10-43 次郎丸クリニックビル 2 階	092-874-8171
医療法人ほうゆう おおた内科消化器科クリニック 大田和弘	福岡県 福岡市南区高宮 3-2-18	092-533-5123
医療法人 陣の内脳神経外科クリニック 陣内敬文	福岡県 春日市春日原北町 3-63	092-582-3232
喜多村クリニック 喜多村邦弘	福岡県 大野城市錦町 4-3-8	092-581-6640
医療法人社団天佑会きむらしろうクリニック 木村史郎	福岡県 福岡市西区福重 5 丁目 1-41	092-892-4600
医療法人恵有会 森山整形外科院 森山和幸	福岡県 久留米市長門石 2-9-63	0942-30-1625
レディースクリニック 山田産婦人科 山田孝之	佐賀県 鳥栖市蔵上 2-186	0942-84-4656
医療法人 まごころ医療館 中川原三和子	佐賀県 鳥栖市蔵上 2-210	0942-87-5002
医療法人弘仁会 朝永病院 鬼塚伸也	長崎県 長崎市出島町 12-23	095-822-2323
波佐見病院 岡崎敏幸	長崎県 東彼杵郡波佐見町稗木場 792-1	0956-85-7021
上通クリニック 村石世志野	熊本県 熊本市上通町　5-3 たちかわビル 3F	096-212-3885
医療法人社団 東医会 松田医院 和漢堂 松田史彦	熊本県 熊本市城南町藤山 360 − 2	0964-28-3331
医療法人社団 順幸会 阿蘇立野病院 上村晋一	熊本県 阿蘇郡南阿蘇村立野 185-1	0967-68-0111
こころの先生クリニック 三好修	大分県 大分市大在中央 1-12-4 メゾン芦刈 2 F	097-594-5561
松山医院 松山家昌	大分県 大分市田尻 453-7	097-541-1151
清瀬病院 日下部隆則	大分県 別府市野口中町 4-8	0977-25-1555
宮崎コムロ美容外科 小室好一	宮崎県 宮崎市橘通西 3-10-27 リバティースクエアビル 7F	0985-29-1515
稲田胃腸科外科 稲田享介	宮崎県 宮崎市花山手東 1-2-9	0985-52-1200
医療法人愛鍼会 山元病院 山元美智子	宮崎県 日南市中央通 1-10-15	0987-23-4815
堂園メディカルハウス 堂園晴彦	鹿児島県 鹿児島市上之園町 3-1	099-254-1864
さくらクリニック 堂園貞巳	鹿児島県 鹿児島市中町 4-6 ワンダフルビル 3F	099-219-1088
医療法人 孝徳会 楠元内科医院 楠元孝幸	鹿児島県 出水市平和町 224	0996-62-8600
医療法人ミラソル のはら元氣クリニック 野原正史	沖縄県 那覇市銘苅 3-21-21	098-867-0012
統合医療 ハートフルクリニック 平良茂	沖縄県 糸満市字武富 169-2	098-994-7436
ウェルライフクリニック 玉城浩	沖縄県 北中城村字安谷屋 1147 番地 琉球温熱療養院　2F	098-935-1192
おきなわ未病ケアセンター付属うるまライフケアクリニックー 石英一郎	沖縄県 うるま市江洲 602 財団法人おきなわ健康長寿研究開発センター	098-975-0118

●点滴療法についてのお問い合せ先

点滴療法研究会
http://www.iv-therapy.jp/

うしおえ太陽クリニック院長
野中一興（のなか・かずおき）

著者プロフィール

昭和38年（1963年）高知県高知市生まれ。高知医科大学を卒業。東京民医連にて内科外科整形外科の研修をおこない、その後千葉県千葉市稲毛病院にて整形外科を担当しながら「ビタミン外来」を創設し、栄養療法を始める。

2001年10月、高知市において「うしおえ太陽クリニック」を開業。ガンの統合医療を研究、実践し、特に「超高濃度ビタミンC点滴療法」「低容量ナルトレキサン療法」「IPT療法」などで顕著な改善例を示し、全国から噂を聞きつけたガン患者が、同院を訪ねている。

スポーツ外来、ダイエット外来、ビタミン外来を併設し、運動や食事がガン治療と大きな関連があることを実証している。ガンの統合医療に役立つものを検証しながら「ガンの統合医療」の研鑽に励んでいる。
◆高知大学医学部臨床教授 ／日本体育協会認定スポーツドクター／ビタミンC点滴療法認定医 ／キレーション療法認定医
◆その他所属学会：日本整形外科学会 ／日本手の外科学会 ／日本臨床整形外科学会／日本ビタミン学会
◆高知県パワーリフテイング協会会長

カバー・装丁　松下尚道

統合医療はガン難民を救う
――医師がガンになった時に 選ぶガン治療――

2011年3月26日　第1版1刷発行
著者　野中一興
発行者　井出將周
発行・発売　株式会社チャンプ
〒166-0003
東京都杉並区高円寺南4丁目19番3号　総和第二ビル2F
電話（編集部）03-3315-5051
印刷所　モリモト印刷株式会社
ISBN　978-4-86344-006-7
落丁、乱丁の場合は、お取替えいたします。